"十二五"普通高等教育本科国家级规划教材配套教材

国家卫生和计划生育委员会"十二五"规划教材配套教材
全国高等医药教材建设研究会"十二五"规划教材配套教材
全国高等学校配套教材

供基础、临床、预防、口腔医学类专业用

局部解剖学
实物标本彩色图谱

主　审　张绍祥

主　编　李瑞锡　刘树伟

副主编　戴正寿　段坤昌　王　政

编　者（以姓氏笔画为序）

王　政（山东大学齐鲁医学部）　　段坤昌（中国医科大学）

王俊生（长治医学院）　　　　　　侯皓天（郑州卫生学校）

刘永寿（北京大学医学部）　　　　顾传龙（浙江大学医学院）

刘树伟（山东大学齐鲁医学部）　　崔　林（延边大学医学院）

孙建森（第三军医大学）　　　　　蒋建平（商丘医学高等专科学校）

李贵宝（山东大学齐鲁医学部）　　詹朝双（南京医科大学）

李瑞锡（复旦大学上海医学院）　　廖新品（西南医科大学）

张绍祥（第三军医大学）　　　　　戴正寿（复旦大学上海医学院）

摄　影　金立军（复旦大学上海医学院）

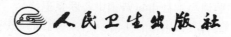
人民卫生出版社

图书在版编目（CIP）数据

局部解剖学实物标本彩色图谱:汉、英/李瑞锡,刘树伟
主编. —北京:人民卫生出版社,2016
ISBN 978-7-117-22980-7

Ⅰ.①局… Ⅱ.①李…②刘… Ⅲ.①局部解剖学-
图谱-医学院校-教学参考资料 Ⅳ.①R323-64

中国版本图书馆 CIP 数据核字(2016)第 179362 号

人卫社官网	www.pmph.com	出版物查询,在线购书
人卫医学网	www.ipmph.com	医学考试辅导,医学数据库服务,医学教育资源,大众健康资讯

局部解剖学实物标本彩色图谱

主　　编：李瑞锡　刘树伟
出版发行：人民卫生出版社　（中继线 010-59780011）
地　　址：北京市朝阳区潘家园南里 19 号
邮　　编：100021
E - mail: pmph @ pmph.com
购书热线：010-59787592　010-59787584　010-65264830
印　　刷：北京盛通印刷股份有限公司
经　　销：新华书店
开　　本：787×1092　1/16　印张：17
字　　数：446 千字
版　　次：2016 年 3 月第 1 版　2016 年 3 月第 1 版第 1 次印刷
标准书号：ISBN 978-7-117-22980-7/R·22981
定　　价：58.00 元

打击盗版举报电话：010-59787491　E-mail：WQ @ pmph.com
（凡属印装质量问题请与本社市场营销中心联系退换）

▶ 前　言

　　人民卫生出版社出版的《局部解剖学》，经数代编者、教学用书师生及广大读者的不断修订，已成为我国培养医科学生的成熟教科书之一，深受广大读者特别是局部解剖学教学用书教师的欢迎。然而，在使用本教材实施局部解剖学课堂教学和尸体解剖操作时，学生们认为仅一本《局部解剖学》教材，不足以满足自己的学习需求，特别是教材中使用的线条插图，感官上与现场解剖操作的结构相去甚远。因此，多数学生仍自备解剖学图谱，而所选用的图谱又往往与自己解剖操作的内容不相匹配，常常造成学习上的不必要疑惑。因而，同学们期待有一本合适的实物标本解剖学图谱与《局部解剖学》文字教材相匹配。应这一需求，我们特编撰了这本《局部解剖学实物标本彩色图谱》作为《局部解剖学》文字教材的配套图谱。

　　本图谱的内容编排与《局部解剖学》第 8 版教材的章节相对应，分为头部、颈部、胸部、腹部、盆部与会阴、脊柱区、上肢和下肢，共 8 章，含图 397 幅。大部分图与教材中的线条插图相对应，另增加了一些变异标本图。每章的最后还增加了与本章相关的骨与关节图。编排过程中，我们尽量制作和选用与文字教材中插图相对应的实物标本照片。突出"配套性"，是本图谱的编撰原则和特点。目的是便于同学们在局部解剖学理论学习和实际解剖操作时，把理论与实践有效地结合起来认知人体。让学生知道，解剖学的插图不仅仅是画出来的，更主要是由解剖学工作者，特别是解剖学技师们亲手制作标本而来的。这有助于激发读者的想象力，有助于促进同学们的动手能力和学习热情与干劲。的确，本图谱中的大部分图，来自 12 所医科院校的 16 名一线解剖学技师制作的标本照片；部分图片，特别是一些变异标本的图片，取材于这些技师们所在大学的既有标本。其中取材于复旦大学上海医学院人体科学馆的正常和变异标本以及取自山东大学齐鲁医学部的部分图片，是几十年积累的珍贵标本。本图谱的出版，对进一步发挥这些珍贵标本的教学作用、拓展人体科学馆作为科普基地的内涵，有积极意义。

　　本图谱，从人民卫生出版社立项、标本制作、图片采集，到案头编撰，历时数年。此间，每位制作标本的作者都付出了极大的工作努力和热情，并一直对该图谱的面世充满期待。在本书付梓之际，首先要感谢这些作者所付出的努力和耐心，感谢作者单位给予的支持。其次要感谢人民卫生出版社对本图谱予以的科学设计和严格要求，这是本图谱成书的关键。再次，要感谢直接和间接参与本图谱编撰出版的所有工作人员。

　　除此，为适应局部解剖学双语教学需要，我们还编写了英文版 *Dissection Guide for Regional Anatomy* 和 *Regional Anatomy* 等配套教材，不久也将相继出版。在纸质教材的基础上，我们还将充实复旦大学和山东大学的《局部解剖学》国家精品课程暨国家精品资源共享课的网上资源，提供更多基础与临床相结合的中、英文教学资源，力争打造双语教科书、图谱、光盘和教学网站相互融汇衔接的《局部解剖学》立体化、系统化的教学资源体系。

　　作为初版,本图谱中的不足乃至错误在所难免。衷心希望广大读者,特别是在一线实施解剖学教与学的老师和医学生,将使用本图谱过程中发现的问题反馈给我们,我们将不胜感激,并予以纠正。读者的需求、专业教师和学生的批评指正是教材改进和提高的根本动力,我们愿与教材的读者和使用者一起共同锤炼本配套图谱,使本书不断完善,更好地服务于我国临床医学人才的培养。

李瑞锡　刘树伟

2016 年 3 月 1 日

▶ 目 录

第一章

头　部

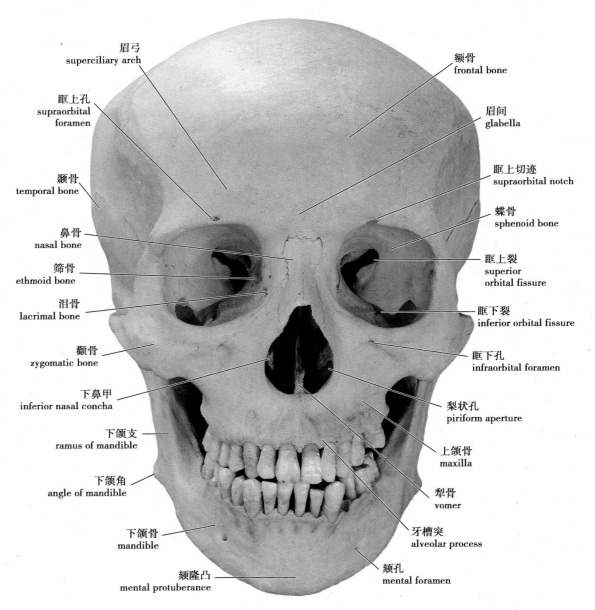

眉弓
superciliary arch

额骨
frontal bone

眶上孔
supraorbital
foramen

眉间
glabella

颞骨
temporal bone

眶上切迹
supraorbital notch

鼻骨
nasal bone

蝶骨
sphenoid bone

筛骨
ethmoid bone

眶上裂
superior
orbital fissure

泪骨
lacrimal bone

眶下裂
inferior orbital fissure

颧骨
zygomatic bone

眶下孔
infraorbital foramen

下鼻甲
inferior nasal concha

梨状孔
piriform aperture

下颌支
ramus of mandible

上颌骨
maxilla

下颌角
angle of mandible

犁骨
vomer

下颌骨
mandible

牙槽突
alveolar process

颏隆凸
mental protuberance

颏孔
mental foramen

图 1-1 颅骨前面观 anterior view of skull

- 颅骨:23 块,其中 21 块以直接连结方式相连,形成颅腔、眶和骨性鼻腔。
- 下颌骨以颞下颌关节与颞骨连结,形成骨性口腔;舌骨以韧带和肌与其他颅骨相连。
- 眶上缘内侧份通常有眶上切迹,若有骨桥封闭切迹,便形成眶上孔(右侧)。

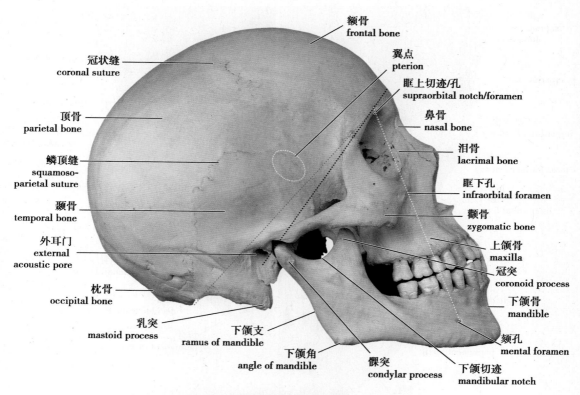

额骨
frontal bone

翼点
pterion

眶上切迹/孔
supraorbital notch/foramen

鼻骨
nasal bone

泪骨
lacrimal bone

眶下孔
infraorbital foramen

颧骨
zygomatic bone

上颌骨
maxilla

冠突
coronoid process

下颌骨
mandible

颏孔
mental foramen

冠状缝
coronal suture

顶骨
parietal bone

鳞顶缝
squamoso-
parietal suture

颞骨
temporal bone

外耳门
external
acoustic pore

枕骨
occipital bone

乳突
mastoid process

下颌支
ramus of mandible

下颌角
angle of mandible

髁突
condylar process

下颌切迹
mandibular notch

图 1-2　颅骨侧面观 lateral view of skull

- 脑颅骨与面颅骨分界线:外耳门下缘至眶上缘的连线。
- 颅顶与颅底分界线:枕外隆突、外耳门上缘、眶上缘至前正中的环线。
- 翼点:额骨、顶骨、颞骨和蝶骨的交界处。骨质薄弱,内面有脑膜中动脉前支经过。
- 重要骨性标志:眶上缘、乳突、颧弓、髁突、下颌角、枕外隆凸。

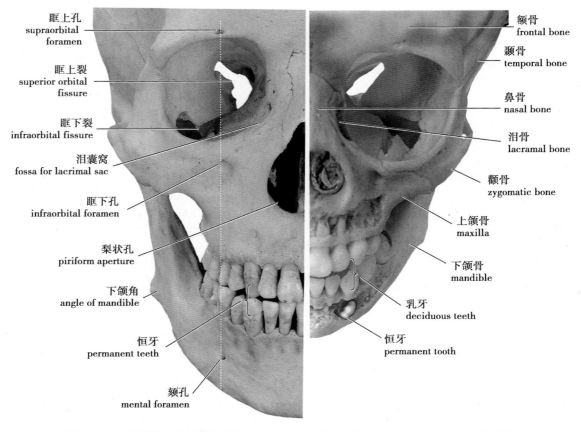

眶上孔
supraorbital foramen

眶上裂
superior orbital fissure

眶下裂
infraorbital fissure

泪囊窝
fossa for lacrimal sac

眶下孔
infraorbital foramen

梨状孔
piriform aperture

下颌角
angle of mandible

恒牙
permanent teeth

颏孔
mental foramen

额骨
frontal bone

颞骨
temporal bone

鼻骨
nasal bone

泪骨
lacramal bone

颧骨
zygomatic bone

上颌骨
maxilla

下颌骨
mandible

乳牙
deciduous teeth

恒牙
permanent tooth

图 1-3 小儿面颅与成人面颅对比 comparation of facial bones between adult and child

- 小儿颅特点:脑颅骨大、面颅骨小。小儿上、下颌骨内可见尚未萌出的恒牙牙胚。
- 面颅骨:十五块,形成眶、骨性鼻腔和骨性口腔。
- 眶上孔、眶下孔和颏孔位于一条垂线上,三叉神经的三个感觉末梢经各孔至面部。

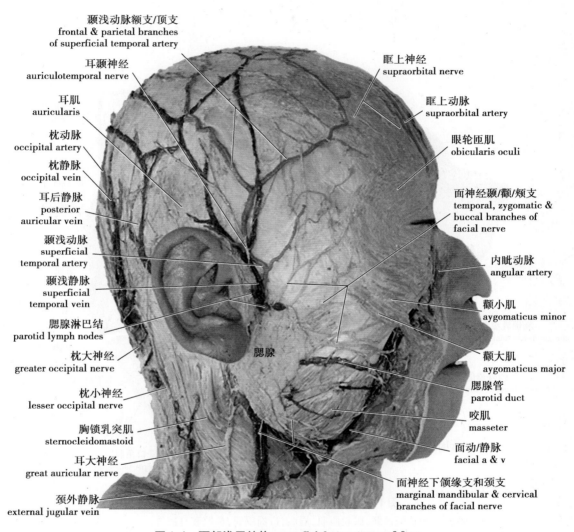

颞浅动脉额支/顶支
frontal & parietal branches
of superficial temporal artery

耳颞神经
auriculotemporal nerve

耳肌
auricularis

枕动脉
occipital artery

枕静脉
occipital vein

耳后静脉
posterior
auricular vein

颞浅动脉
superficial
temporal artery

颞浅静脉
superficial
temporal vein

腮腺淋巴结
parotid lymph nodes

枕大神经
greater occipital nerve

枕小神经
lesser occipital nerve

胸锁乳突肌
sternocleidomastoid

耳大神经
great auricular nerve

颈外静脉
external jugular vein

眶上神经
supraorbital nerve

眶上动脉
supraorbital artery

眼轮匝肌
obicularis oculi

面神经颞/颧/颊支
temporal, zygomatic &
buccal branches of
facial nerve

内眦动脉
angular artery

颧小肌
zygomaticus minor

颧大肌
zygomaticus major

腮腺管
parotid duct

咬肌
masseter

面动/静脉
facial a & v

面神经下颌缘支和颈支
marginal mandibular & cervical
branches of facial nerve

腮腺

图 1-4 面部浅层结构 superficial structures of face

- 浅层结构:包括表情肌、面神经、颞浅动脉及其伴行静脉、面动脉及其伴行静脉等。
- 腮腺:位于耳郭的前下方,腮腺导管穿颊部开口于上颌第 2 磨牙平面。
- 神经、血管、腮腺导管、淋巴结绕腮腺的边缘排列。

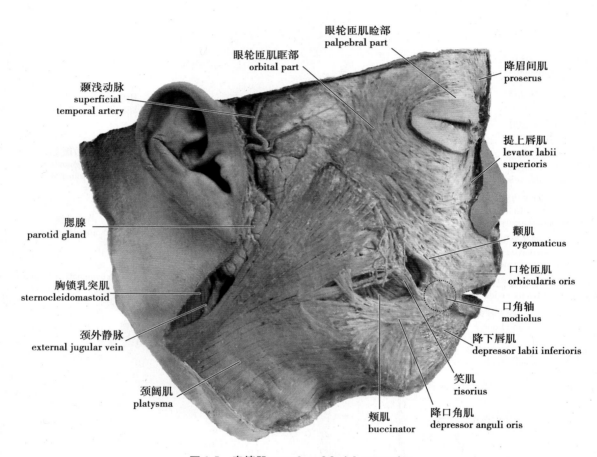

图 1-5 表情肌 muscles of facial expression

- 表情肌:包括颅顶肌,眼轮匝肌,眉肌,口周围肌,鼻肌和耳肌等。
- 口角轴(口角蜗轴):位于口角的纤维组织结构,供口轮匝肌、口角诸肌附着。

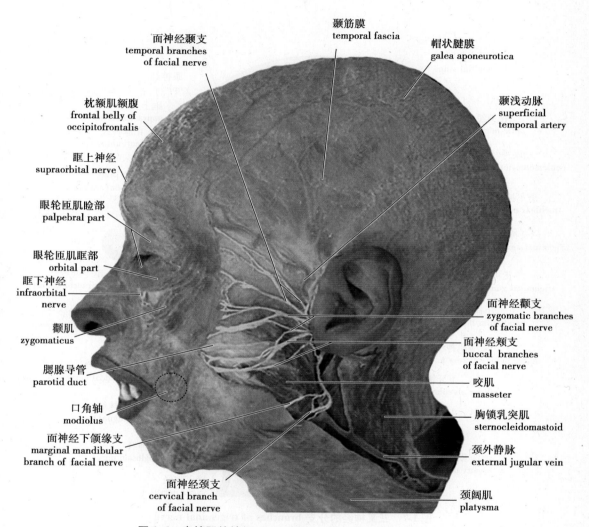

颞筋膜
temporal fascia

帽状腱膜
galea aponeurotica

面神经颞支
temporal branches
of facial nerve

枕额肌额腹
frontal belly of
occipitofrontalis

颞浅动脉
superficial
temporal artery

眶上神经
supraorbital nerve

眼轮匝肌睑部
palpebral part

眼轮匝肌眶部
orbital part

眶下神经
infraorbital
nerve

颧肌
zygomaticus

腮腺导管
parotid duct

口角轴
modiolus

面神经下颌缘支
marginal mandibular
branch of facial nerve

面神经颧支
zygomatic branches
of facial nerve

面神经颊支
buccal branches
of facial nerve

咬肌
masseter

胸锁乳突肌
sternocleidomastoid

颈外静脉
external jugular vein

面神经颈支
cervical branch
of facial nerve

颈阔肌
platysma

图 1-6 表情肌的神经 nerves to muscles of facial expression

- 面神经:表情肌的运动神经。穿经腮腺(已摘除),发出颞、颧、颊、下颌缘和颈支支配表情肌,各分支间有交通吻合。"面瘫",即指面神经损伤导致的表情肌瘫痪。

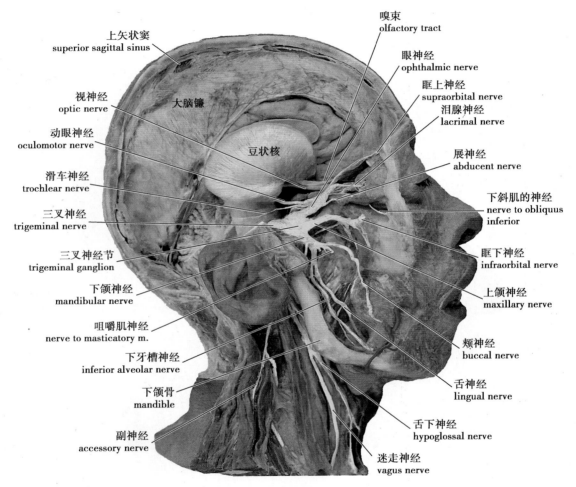

上矢状窦
superior sagittal sinus

视神经
optic nerve

动眼神经
oculomotor nerve

滑车神经
trochlear nerve

三叉神经
trigeminal nerve

三叉神经节
trigeminal ganglion

下颌神经
mandibular nerve

咀嚼肌神经
nerve to masticatory m.

下牙槽神经
inferior alveolar nerve

下颌骨
mandible

副神经
accessory nerve

大脑镰

豆状核

嗅束
olfactory tract

眼神经
ophthalmic nerve

眶上神经
supraorbital nerve

泪腺神经
lacrimal nerve

展神经
abducent nerve

下斜肌的神经
nerve to obliquus inferior

眶下神经
infraorbital nerve

上颌神经
maxillary nerve

颊神经
buccal nerve

舌神经
lingual nerve

舌下神经
hypoglossal nerve

迷走神经
vagus nerve

图 1-7　三叉神经的分支 branches of trigeminal nerve

- 三叉神经:咀嚼肌的运动神经和头面部的主要感觉神经。三个感觉神经末梢分别经眶上孔、眶下孔和颏孔至面部。

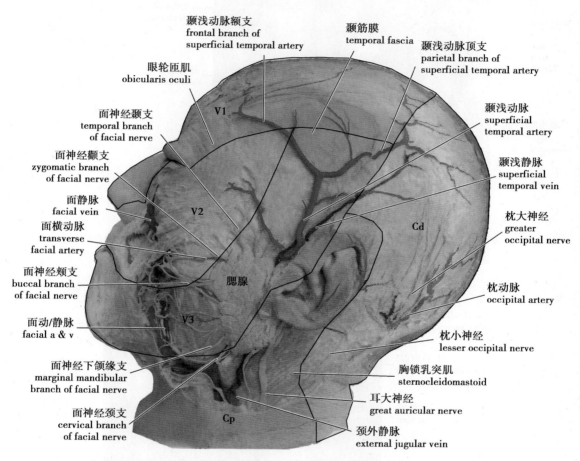

颞浅动脉额支
frontal branch of
superficial temporal artery

颞筋膜
temporal fascia

颞浅动脉顶支
parietal branch of
superficial temporal artery

眼轮匝肌
obicularis oculi

V1

面神经颞支
temporal branch
of facial nerve

颞浅动脉
superficial
temporal artery

面神经颧支
zygomatic branch
of facial nerve

颞浅静脉
superficial
temporal vein

面静脉
facial vein

V2

面横动脉
transverse
facial artery

Cd

枕大神经
greater
occipital nerve

面神经颊支
buccal branch
of facial nerve

腮腺

枕动脉
occipital artery

面动/静脉
facial a & v

V3

枕小神经
lesser occipital nerve

面神经下颌缘支
marginal mandibular
branch of facial nerve

胸锁乳突肌
sternocleidomastoid

面神经颈支
cervical branch
of facial nerve

Cp

耳大神经
great auricular nerve

颈外静脉
external jugular vein

图 1-8　三叉神经在头面部的分布 distribution of trigeminal nerve on head and face

- 三叉神经的分支分布:眼神经(V1),分布至鼻部及眼裂以上及颅顶;上颌神经(V2)至眼裂与口裂之间;下颌神经(V3)至下颌与耳前颞区。
- 颈丛(Cp)分布区:下颌下及耳区;颈神经后支(Cd)分布区:枕部与项部。

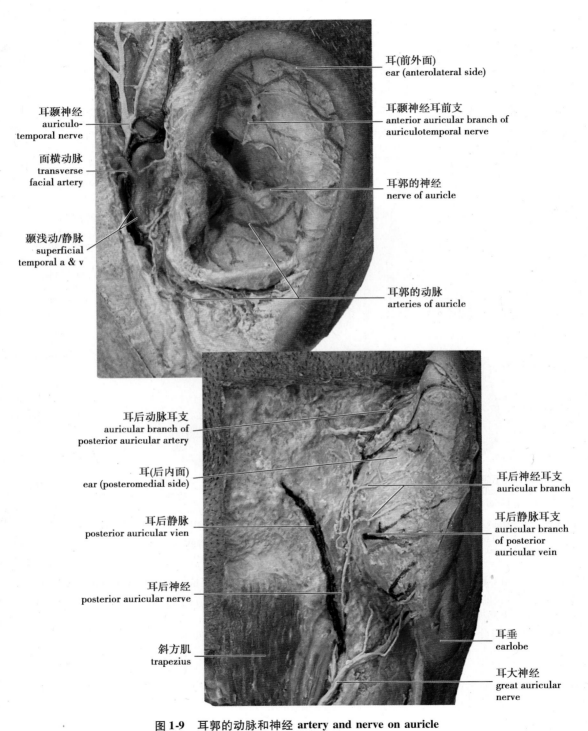

耳(前外面)
ear (anterolateral side)

耳颞神经
auriculo-
temporal nerve

面横动脉
transverse
facial artery

颞浅动/静脉
superficial
temporal a & v

耳颞神经耳前支
anterior auricular branch of
auriculotemporal nerve

耳郭的神经
nerve of auricle

耳郭的动脉
arteries of auricle

耳后动脉耳支
auricular branch of
posterior auricular artery

耳(后内面)
ear (posteromedial side)

耳后静脉
posterior auricular vien

耳后神经
posterior auricular nerve

斜方肌
trapezius

耳后神经耳支
auricular branch

耳后静脉耳支
auricular branch
of posterior
auricular vein

耳垂
earlobe

耳大神经
great auricular
nerve

图 1-9 耳郭的动脉和神经 artery and nerve on auricle

● 耳郭的动脉来自颈外动脉,感觉神经来自三叉神经和颈丛。

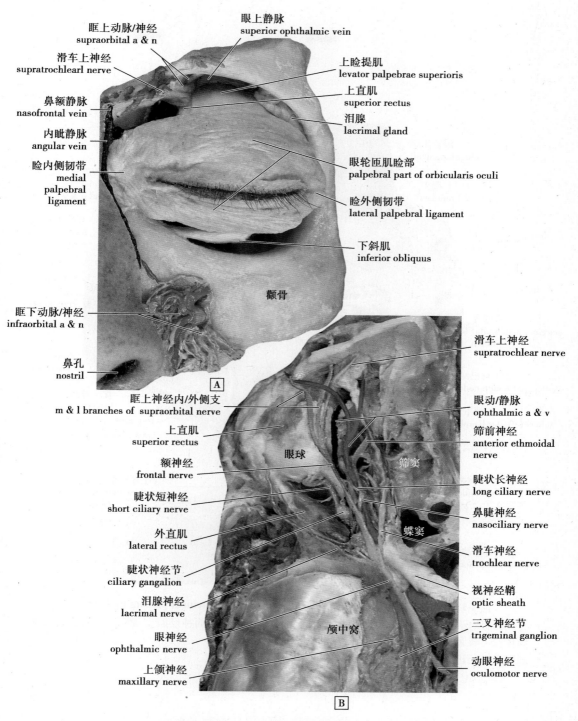

眶上动脉/神经
supraorbital a & n

滑车上神经
supratrochlearl nerve

鼻额静脉
nasofrontal vein

内眦静脉
angular vein

睑内侧韧带
medial
palpebral
ligament

眶下动脉/神经
infraorbital a & n

鼻孔
nostril

眼上静脉
superior ophthalmic vein

上睑提肌
levator palpebrae superioris

上直肌
superior rectus

泪腺
lacrimal gland

眼轮匝肌睑部
palpebral part of orbicularis oculi

睑外侧韧带
lateral palpebral ligament

下斜肌
inferior obliquus

颧骨

A

眶上神经内/外侧支
m & l branches of supraorbital nerve

上直肌
superior rectus

额神经
frontal nerve

睫状短神经
short ciliary nerve

外直肌
lateral rectus

睫状神经节
ciliary gangalion

泪腺神经
lacrimal nerve

眼神经
ophthalmic nerve

上颌神经
maxillary nerve

眼球

筛窦

蝶窦

颅中窝

滑车上神经
supratrochlear nerve

眼动/静脉
ophthalmic a & v

筛前神经
anterior ethmoidal nerve

睫状长神经
long ciliary nerve

鼻睫神经
nasociliary nerve

滑车神经
trochlear nerve

视神经鞘
optic sheath

三叉神经节
trigeminal ganglion

动眼神经
oculomotor nerve

B

图 1-10 眶前与框内结构 structures in frontal of orbit and within orbit

● 眶前方结构（A 图）：眼轮匝肌眶部已去除。

● 眶内结构（B 图）：眶上壁已去除；蝶窦和筛窦的上壁已打开。

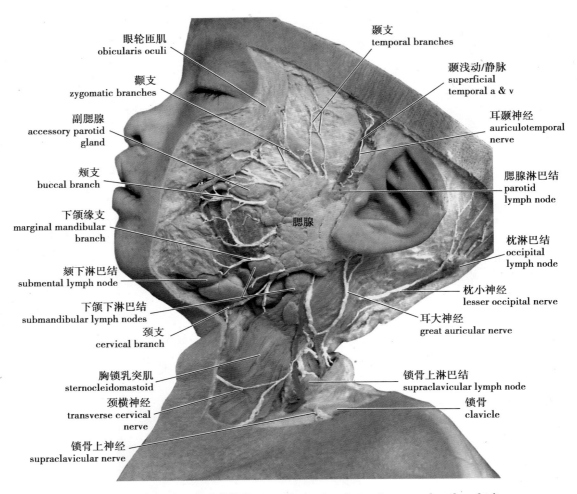

图 1-11 腮腺与穿经腮腺的结构 parotid gland and structures passing thought it

- 穿经腮腺的结构:耳颞神经、颞浅动脉、面神经颞支、面横静脉、面神经颧支、腮腺管、面神经颊支、面神经下颌支、面神经颈支、下颌后静脉的前支和后支。
- 副腮腺:位于腮腺导管与颧弓之间,偶尔出现,导管注入腮腺管。

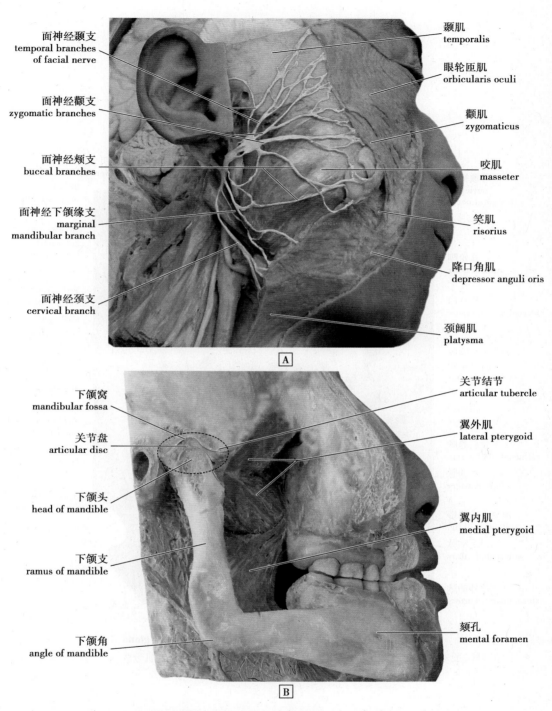

图 1-12　面神经与表情肌、咀嚼肌与颞下颌关节 facial nerve and muscles of facial expression, masticatory muscles and temporomandibular joint

- 面神经(A 图):支配表情肌,包括眼轮匝肌、口轮匝肌、颧肌、鼻肌与颈阔肌等。
- 咀嚼肌:包括颞肌、咬肌、翼内肌和翼外肌。受三叉神经的运动纤维支配。
- 颞下颌关节(B 图):由下颌窝与下颌头构成。内含关节盘(关节囊外侧已切除)。

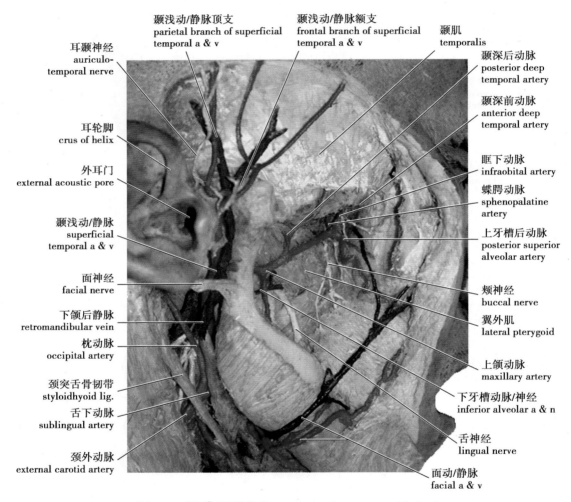

耳颞神经
auriculo-
temporal nerve

耳轮脚
crus of helix

外耳门
external acoustic pore

颞浅动/静脉
superficial
temporal a & v

面神经
facial nerve

下颌后静脉
retromandibular vein

枕动脉
occipital artery

茎突舌骨韧带
styloidhyoid lig.

舌下动脉
sublingual artery

颈外动脉
external carotid artery

颞浅动/静脉顶支
parietal branch of superficial
temporal a & v

颞浅动/静脉额支
frontal branch of superficial
temporal a & v

颞肌
temporalis

颞深后动脉
posterior deep
temporal artery

颞深前动脉
anterior deep
temporal artery

眶下动脉
infraobital artery

蝶腭动脉
sphenopalatine
artery

上牙槽后动脉
posterior superior
alveolar artery

颊神经
buccal nerve

翼外肌
lateral pterygoid

上颌动脉
maxillary artery

下牙槽动脉/神经
inferior alveolar a & n

舌神经
lingual nerve

面动/静脉
facial a & v

图 1-13 腮腺深面的结构 structures deep to parotid gland

- 上颌动脉:颈外动脉的终支之一,在下颌颈高度发自颈外动脉。被翼外肌分为三段,分布至面深部。

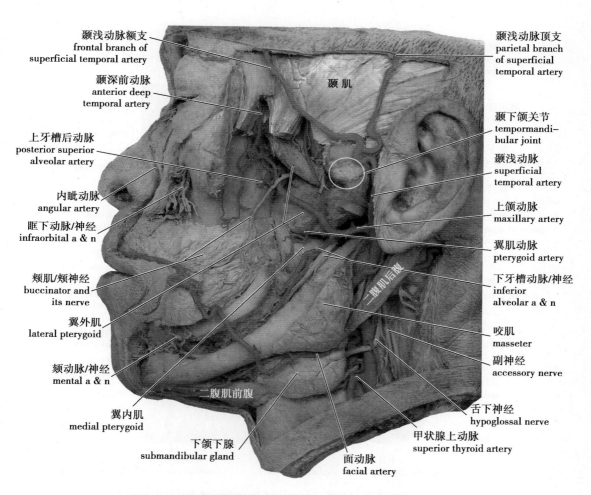

颞浅动脉额支
frontal branch of
superficial temporal artery

颞深前动脉
anterior deep
temporal artery

上牙槽后动脉
posterior superior
alveolar artery

内眦动脉
angular artery

眶下动脉/神经
infraorbital a & n

颊肌/颊神经
buccinator and
its nerve

翼外肌
lateral pterygoid

颏动脉/神经
mental a & n

翼内肌
medial pterygoid

下颌下腺
submandibular gland

颞肌

颞浅动脉顶支
parietal branch
of superficial
temporal artery

颞下颌关节
temporomandi-
bular joint

颞浅动脉
superficial
temporal artery

上颌动脉
maxillary artery

翼肌动脉
pterygoid artery

下牙槽动脉/神经
inferior
alveolar a & n

咬肌
masseter

副神经
accessory nerve

舌下神经
hypoglossal nerve

甲状腺上动脉
superior thyroid artery

面动脉
facial artery

二腹肌前腹

二腹肌后腹

图 1-14　面深区的动脉与神经 arteries and nerves in deep face

- 颧弓与下颌支及咬肌的大部已切除,暴露面深部结构。
- 咀嚼肌受上颌动脉和三叉神经运动支配。颊肌兼表情肌和咀嚼肌功能,受下颌神经的颊神经支配。

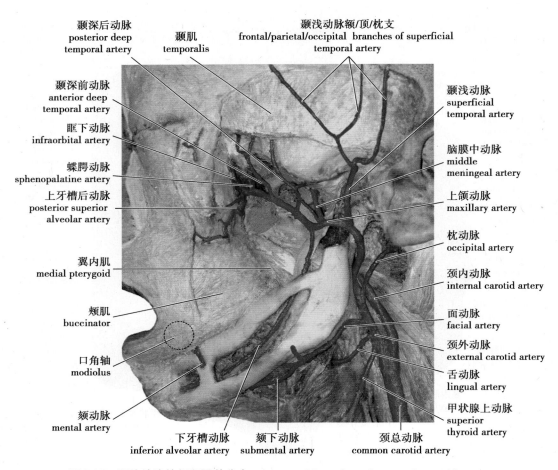

图 1-15 颈外动脉的行程及其分支 course and branches of external carotid artery

- 颈外动脉:颈总动脉的两终支之一,分支包括,甲状腺上动脉、舌动脉、面动脉、枕动脉等和两个终支上颌动脉和颞浅动脉,是头面部颅外的主要供血动脉。

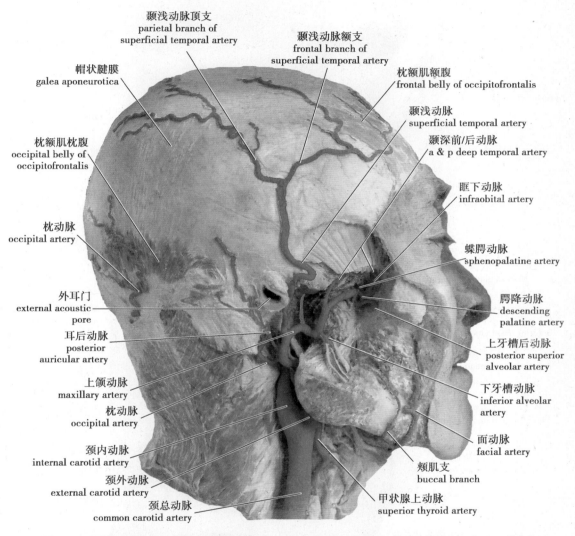

图 1-16 颞浅动脉与上颌动脉的行程及分支 courses and branches of maxillary and superficial temporal arteries

- 上颌动脉和颞浅动脉：颈外动脉的两终支，在下颌颈高度分开。是面深部和颞顶区的主要供血动脉。
- 上颌动脉分支：脑膜中动脉、下牙槽动脉、颞深动脉、上牙槽后动脉、眶下动脉等。
- 颞浅动脉分支：腮腺动脉、耳动脉、面横动脉、颧眶动脉、颞中动脉、额支和顶支等。

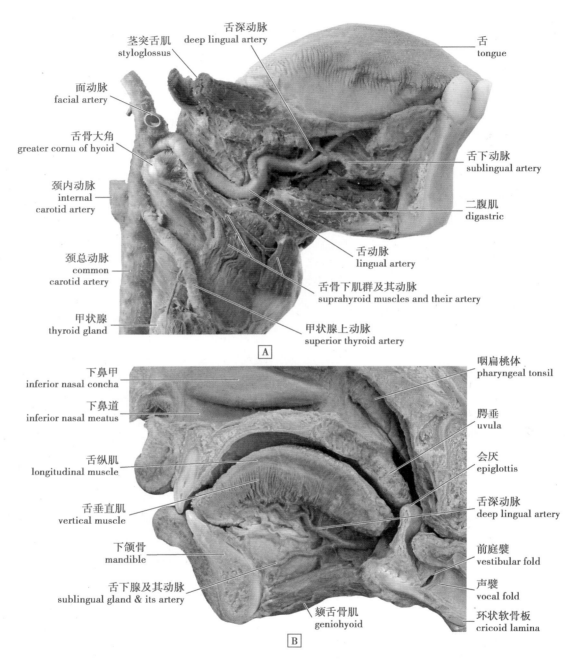

图 1-17 舌动脉行程与分支 course and branches of lingual artery

- 舌动脉:颈外动脉的第二个分支。在舌骨大角的上方前行并发出分支入舌。入舌前发出分支供应舌骨下肌。
- A 图:外侧面;B 图:内侧面。

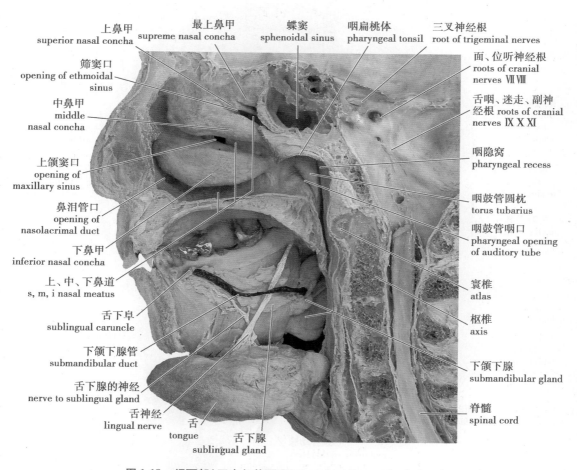

上鼻甲
superior nasal concha

最上鼻甲
supreme nasal concha

蝶窦
sphenoidal sinus

咽扁桃体
pharyngeal tonsil

三叉神经根
root of trigeminal nerves

面、位听神经根
roots of cranial
nerves Ⅶ Ⅷ

筛窦口
opening of ethmoidal
sinus

舌咽、迷走、副神
经根 roots of cranial
nerves Ⅸ Ⅹ Ⅺ

中鼻甲
middle
nasal concha

咽隐窝
pharyngeal recess

上颌窦口
opening of
maxillary sinus

咽鼓管圆枕
torus tubarius

鼻泪管口
opening of
nasolacrimal duct

咽鼓管咽口
pharyngeal opening
of auditory tube

下鼻甲
inferior nasal concha

寰椎
atlas

上、中、下鼻道
s, m, i nasal meatus

枢椎
axis

舌下阜
sublingual caruncle

下颌下腺管
submandibular duct

下颌下腺
submandibular gland

舌下腺的神经
nerve to sublingual gland

脊髓
spinal cord

舌神经
lingual nerve

舌
tongue

舌下腺
sublingual gland

图 1-18　颌面部（正中矢状面观）face（median sagittal plane）

- 舌被翻向内下，显示舌下腺和下颌下腺与舌神经。
- 下颌下腺与舌下腺导管合并，开口于舌下阜。

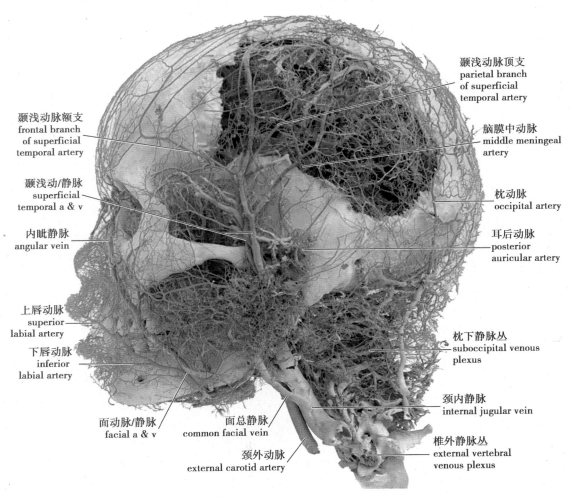

颞浅动脉顶支
parietal branch
of superficial
temporal artery

颞浅动脉额支
frontal branch
of superficial
temporal artery

脑膜中动脉
middle meningeal
artery

颞浅动/静脉
superficial
temporal a & v

枕动脉
occipital artery

内眦静脉
angular vein

耳后动脉
posterior
auricular artery

上唇动脉
superior
labial artery

下唇动脉
inferior
labial artery

枕下静脉丛
suboccipital venous
plexus

颈内静脉
internal jugular vein

面动脉/静脉
facial a & v

面总静脉
common facial vein

椎外静脉丛
external vertebral
venous plexus

颈外动脉
external carotid artery

图 1-19　头部血管（铸型）blood vessels of head（cast）

- 头面部血供：来自双侧颈内动脉、颈外动脉和椎动脉；静脉与动脉的伴行关系不密切。
- 颅内、外的血管在眼内眦处吻合沟通。

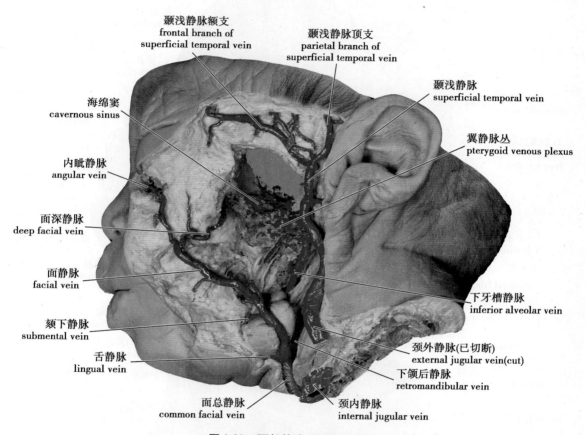

颞浅静脉额支
frontal branch of
superficial temporal vein

颞浅静脉顶支
parietal branch of
superficial temporal vein

颞浅静脉
superficial temporal vein

海绵窦
cavernous sinus

翼静脉丛
pterygoid venous plexus

内眦静脉
angular vein

面深静脉
deep facial vein

面静脉
facial vein

下牙槽静脉
inferior alveolar vein

颏下静脉
submental vein

颈外静脉(已切断)
external jugular vein(cut)

舌静脉
lingual vein

下颌后静脉
retromandibular vein

面总静脉
common facial vein

颈内静脉
internal jugular vein

图 1-20　面部静脉 veins of face

- 面总静脉：由面静脉、舌静脉和下颌后静脉汇成，注入颈内静脉。内眦静脉与眼内静脉交通。
- 翼静脉丛：由面深部静脉吻合而成。与颅内海绵窦相通。

21

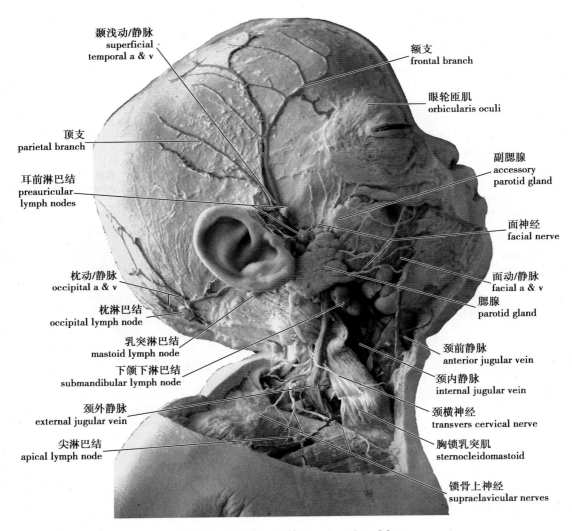

颞浅动/静脉
superficial
temporal a & v

额支
frontal branch

眼轮匝肌
orbicularis oculi

顶支
parietal branch

副腮腺
accessory
parotid gland

耳前淋巴结
preauricular
lymph nodes

面神经
facial nerve

枕动/静脉
occipital a & v

面动/静脉
facial a & v

枕淋巴结
occipital lymph node

腮腺
parotid gland

乳突淋巴结
mastoid lymph node

颈前静脉
anterior jugular vein

下颌下淋巴结
submandibular lymph node

颈内静脉
internal jugular vein

颈外静脉
external jugular vein

颈横神经
transvers cervical nerve

尖淋巴结
apical lymph node

胸锁乳突肌
sternocleidomastoid

锁骨上神经
supraclavicular nerves

图 1-21   颌面部淋巴结 lymph nodes of face

● 淋巴结:沿静脉排列,分布于头、颈交界处。下颌下淋巴结活体上容易触及。

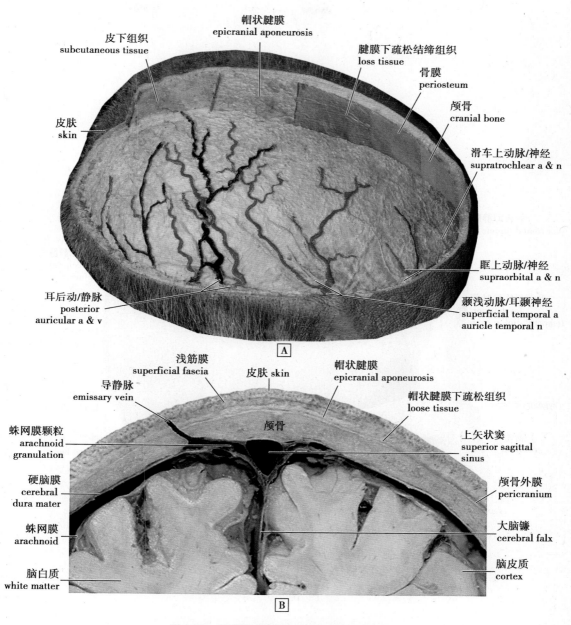

图 1-22 颅顶结构层次 strata of calvarium

- 头皮(A图):包括皮肤、浅筋膜及帽状腱膜三层结构。帽状腱膜下与骨膜之间,为疏松结缔组织层,"头皮撕脱伤",即发生于此。
- 蛛网膜下隙(B图,冠状切面):居蛛网膜与软脑膜之间。蛛网膜紧贴硬脑膜,固定标本的蛛网膜多与硬脑膜分离,贴于脑表面。

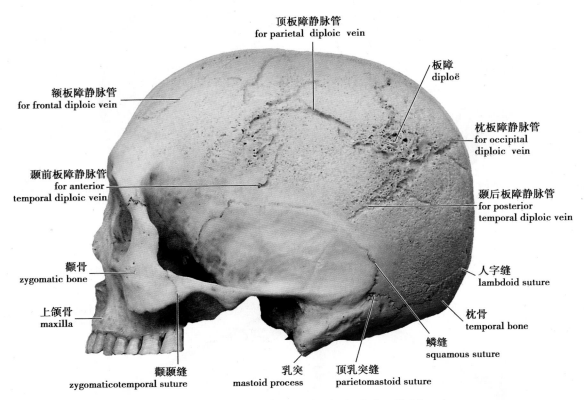

顶板障静脉管
for parietal diploic vein

板障
diploë

额板障静脉管
for frontal diploic vein

枕板障静脉管
for occipital
diploic vein

颞前板障静脉管
for anterior
temporal diploic vein

颞后板障静脉管
for posterior
temporal diploic vein

颧骨
zygomatic bone

人字缝
lambdoid suture

上颌骨
maxilla

枕骨
temporal bone

鳞缝
squamous suture

颧颞缝
zygomaticotemporal suture

乳突
mastoid process

顶乳突缝
parietomastoid suture

图 1-23　板障和板障静脉管 diploë and canals for diploic veins

- 板障:颅盖扁骨骨内板与骨外板之间的松质骨。
- 板障静脉管:板障中容纳静脉的管道。

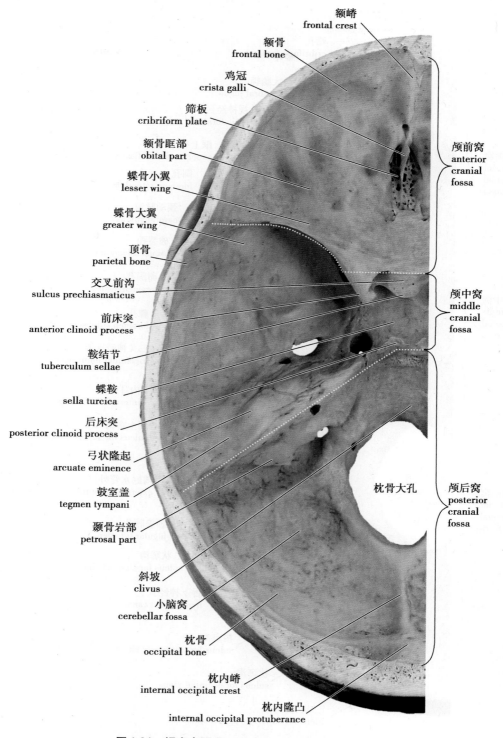

额嵴
frontal crest

额骨
frontal bone

鸡冠
crista galli

筛板
cribriform plate

额骨眶部
obital part

蝶骨小翼
lesser wing

蝶骨大翼
greater wing

顶骨
parietal bone

交叉前沟
sulcus prechiasmaticus

前床突
anterior clinoid process

鞍结节
tuberculum sellae

蝶鞍
sella turcica

后床突
posterior clinoid process

弓状隆起
arcuate eminence

鼓室盖
tegmen tympani

颞骨岩部
petrosal part

斜坡
clivus

小脑窝
cerebellar fossa

枕骨
occipital bone

枕内嵴
internal occipital crest

枕内隆凸
internal occipital protuberance

颅前窝
anterior cranial fossa

颅中窝
middle cranial fossa

枕骨大孔

颅后窝
posterior cranial fossa

图 1-24 颅底内面观 superior view of cranial base

- 颅前窝:交叉沟及蝶骨小翼后缘前方的部位,由额骨眶部和筛骨筛板构成,容纳脑额叶。
- 颅中窝:鞍背及其两侧颞骨岩部上缘至颅前窝的部分。由蝶骨和颞骨构成。容纳颞叶和间脑。
- 颅后窝:鞍背及其两侧颞骨岩部上缘后方的部分。由枕骨构成。容纳脑干、枕叶和小脑。

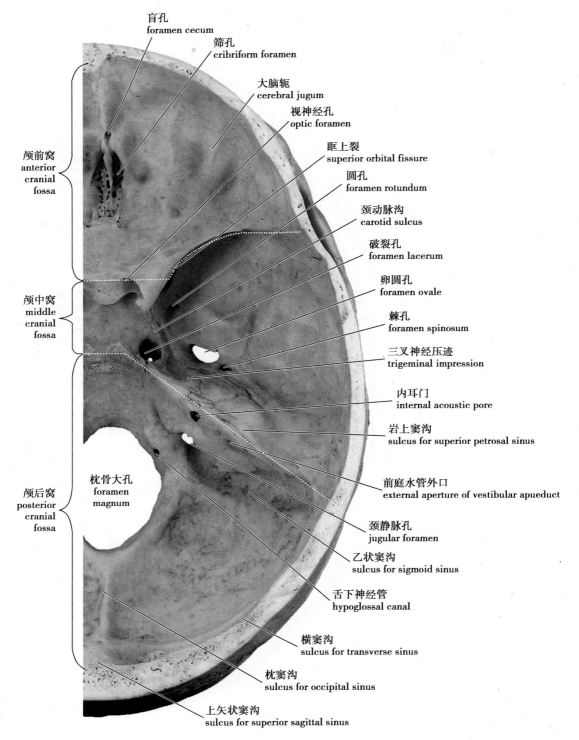

图 1-25 颅底内面的孔、裂 foramina and fissures in cranial base

- 主要孔裂及通过结构:筛孔—嗅神经。视神经孔—视神经和眼动脉。眶上裂—动眼神经、滑车神经、眼神经和展神经。圆孔—上颌神经。卵圆孔—下颌神经。棘孔—脑膜中动脉。破裂孔上份—颈内动脉。内耳门—面神经和位听神经。颈静脉孔—舌咽神经、迷走神经、副神经和颈内静脉。舌下神经孔—舌下神经。

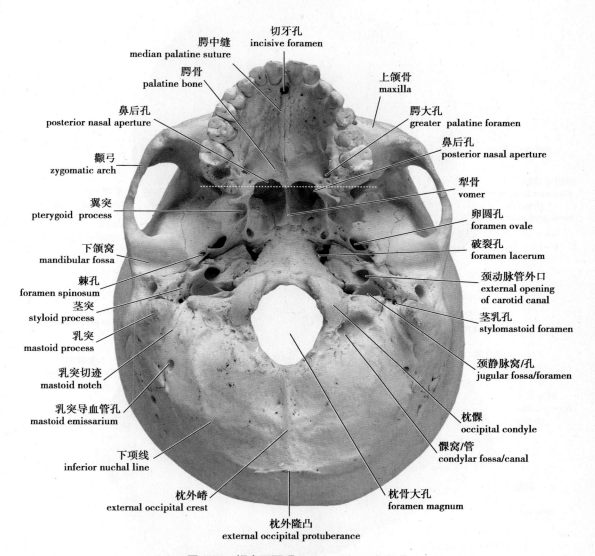

图1-26 颅底下面观 inferior view of skull

- 颅底下面分部：以腭后缘，分为前、后两部分。两部交界处为鼻后孔。
- 前部：为硬腭，周边为U形牙槽突。嵌有上颌牙。此标本第3磨牙已脱落。
- 后部：中央有枕骨大孔，孔的前外侧为枕髁，与寰椎的上关节面形成寰枕关节。

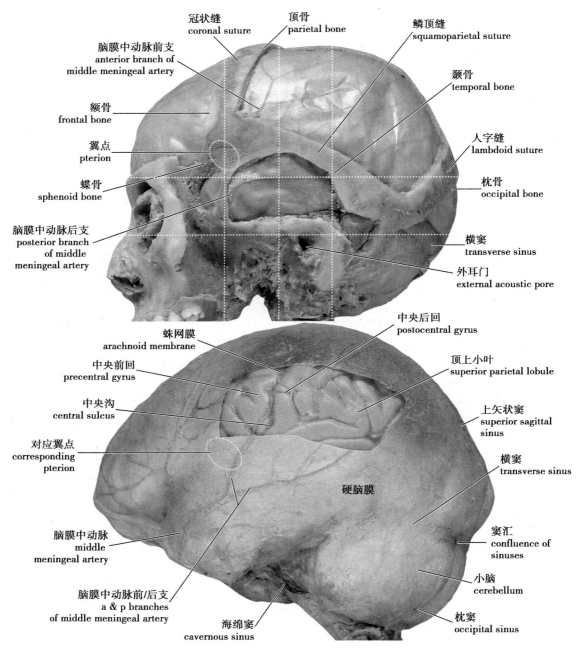

图 1-27 脑膜中动脉的投影 projection of middle meningeal artery

- 脑膜中动脉:起自上颌动脉,经棘孔入颅,供应硬脑膜。脑膜中动脉的前支经翼点的内面至额顶部脑膜;后支经颞骨内面至顶枕部脑膜。
- 硬脑膜与蛛网膜:前者厚而坚韧,后者薄而且质软,两者紧密相贴。但固定标本因收缩系数不同,二者分离。

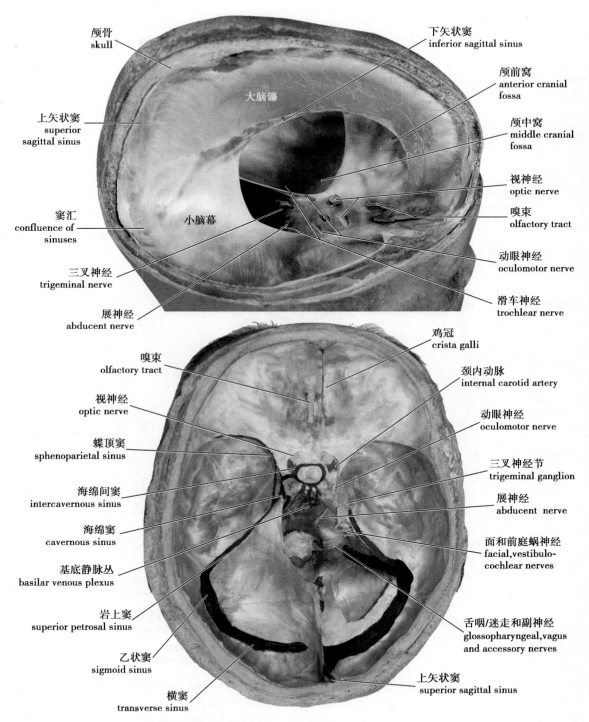

颅骨
skull

大脑镰

上矢状窦
superior
sagittal sinus

窦汇
confluence of
sinuses

小脑幕

三叉神经
trigeminal nerve

展神经
abducent nerve

下矢状窦
inferior sagittal sinus

颅前窝
anterior cranial
fossa

颅中窝
middle cranial
fossa

视神经
optic nerve

嗅束
olfactory tract

动眼神经
oculomotor nerve

滑车神经
trochlear nerve

嗅束
olfactory tract

视神经
optic nerve

蝶顶窦
sphenoparietal sinus

海绵间窦
intercavernous sinus

海绵窦
cavernous sinus

基底静脉丛
basilar venous plexus

岩上窦
superior petrosal sinus

乙状窦
sigmoid sinus

横窦
transverse sinus

鸡冠
crista galli

颈内动脉
internal carotid artery

动眼神经
oculomotor nerve

三叉神经节
trigeminal ganglion

展神经
abducent nerve

面和前庭蜗神经
facial,vestibulo-
cochlear nerves

舌咽/迷走和副神经
glossopharyngeal,vagus
and accessory nerves

上矢状窦
superior sagittal sinus

图 1-28 硬脑膜静脉窦和脑神经根 cerebral dura mater, venous sinuses and roots of cranial nerves

- 大脑镰和小脑幕:硬脑膜形成的结构,为脑和小脑提供支撑和保护。
- 脑膜静脉窦:硬脑膜形成的腔隙,接受脑的静脉,最终汇入颈内静脉。

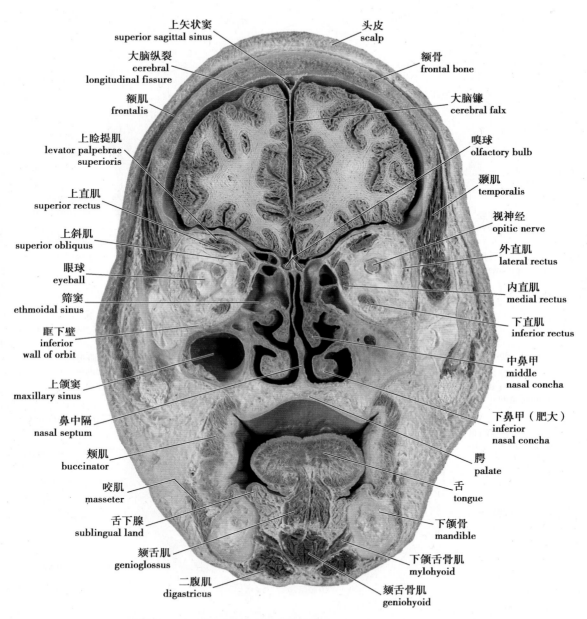

图 1-29　头面部冠状断面（后面观）coronal section of head and face（posterior view）
● 经过筛骨鸡冠的冠状断面（前半的后面）。

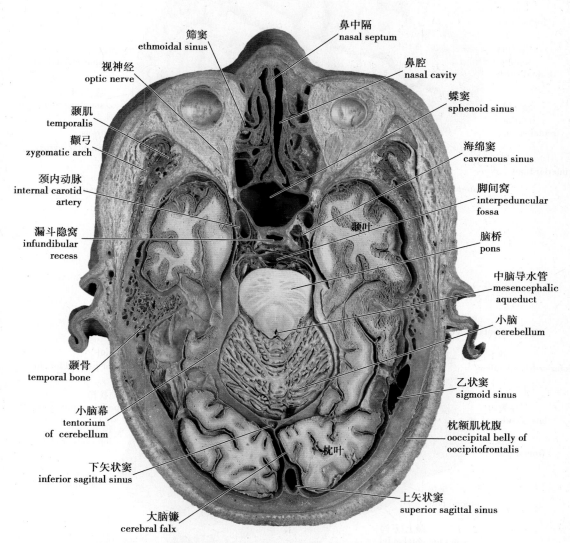

筛窦
ethmoidal sinus

鼻中隔
nasal septum

鼻腔
nasal cavity

视神经
optic nerve

蝶窦
sphenoid sinus

颞肌
temporalis

海绵窦
cavernous sinus

颧弓
zygomatic arch

脚间窝
interpeduncular
fossa

颈内动脉
internal carotid
artery

颞叶

脑桥
pons

漏斗隐窝
infundibular
recess

中脑导水管
mesencephalic
aqueduct

小脑
cerebellum

颞骨
temporal bone

乙状窦
sigmoid sinus

小脑幕
tentorium
of cerebellum

枕额肌枕腹
ooccipital belly of
oocipitofrontalis

枕叶

下矢状窦
inferior sagittal sinus

上矢状窦
superior sagittal sinus

大脑镰
cerebral falx

图 1-30 头面部水平断面(上面观) horizontal section of head and face(superior view)

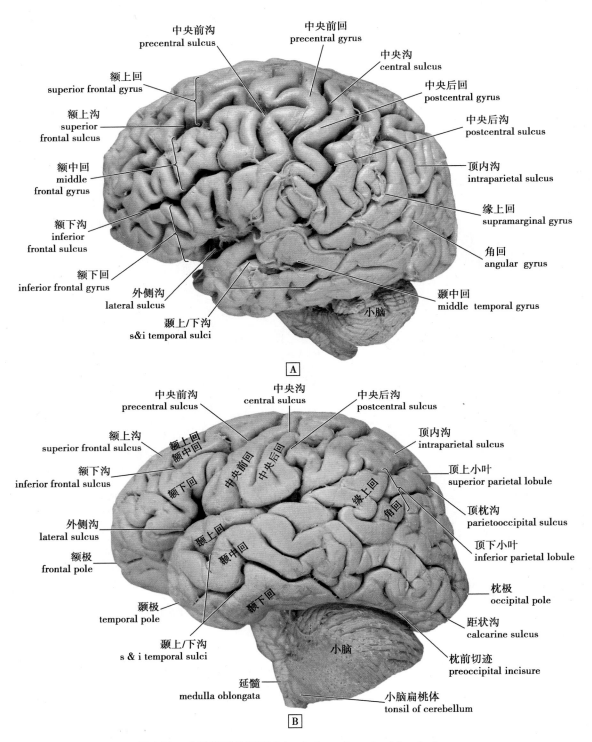

中央前沟 precentral sulcus
中央前回 precentral gyrus
中央沟 central sulcus
额上回 superior frontal gyrus
中央后回 postcentral gyrus
额上沟 superior frontal sulcus
中央后沟 postcentral sulcus
额中回 middle frontal gyrus
顶内沟 intraparietal sulcus
额下沟 inferior frontal sulcus
缘上回 supramarginal gyrus
额下回 inferior frontal gyrus
角回 angular gyrus
外侧沟 lateral sulcus
颞中回 middle temporal gyrus
颞上/下沟 s&i temporal sulci
小脑

A

中央前沟 precentral sulcus
中央沟 central sulcus
中央后沟 postcentral sulcus
额上沟 superior frontal sulcus
额上回
额中回
顶内沟 intraparietal sulcus
额下沟 inferior frontal sulcus
额下回
中央前回
中央后回
顶上小叶 superior parietal lobule
外侧沟 lateral sulcus
颞上回
缘上回
角回
顶枕沟 parietooccipital sulcus
额极 frontal pole
颞中回
顶下小叶 inferior parietal lobule
颞极 temporal pole
颞下回
枕极 occipital pole
距状沟 calcarine sulcus
颞上/下沟 s & i temporal sulci
小脑
枕前切迹 preoccipital incisure
延髓 medulla oblongata
小脑扁桃体 tonsil of cerebellum

B

图 1-31 大脑半球外侧面 lateral view of cerebral hemisphere

- 脑表面结构的异同：主要沟回，如中央沟、外侧沟，中央前、后回等基本相似。其他沟回常有较大差别。A 图脑标本的沟回较多，较细腻。

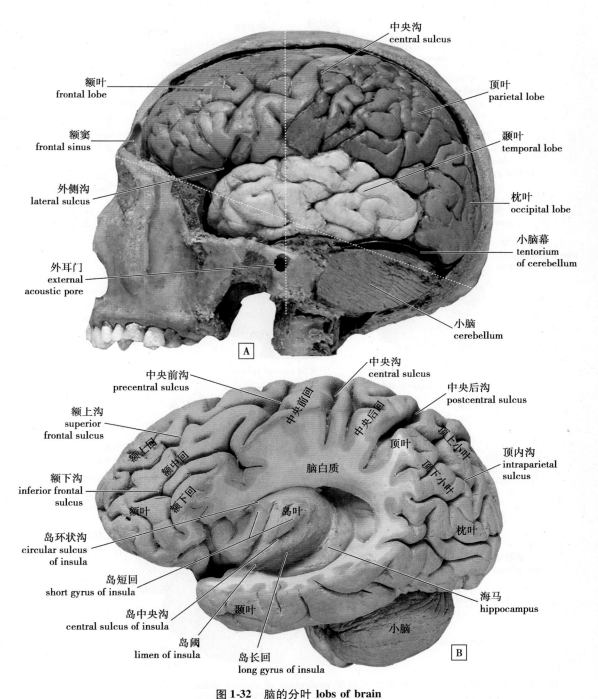

图 1-32　脑的分叶 lobs of brain

- 脑分叶:额叶、顶叶、枕叶、颞叶和岛叶(B 图)。
- 端脑下缘的投影:眶上缘与枕外隆突的环线为端脑的下缘,小脑与脑干位于此线以下(A 图)。

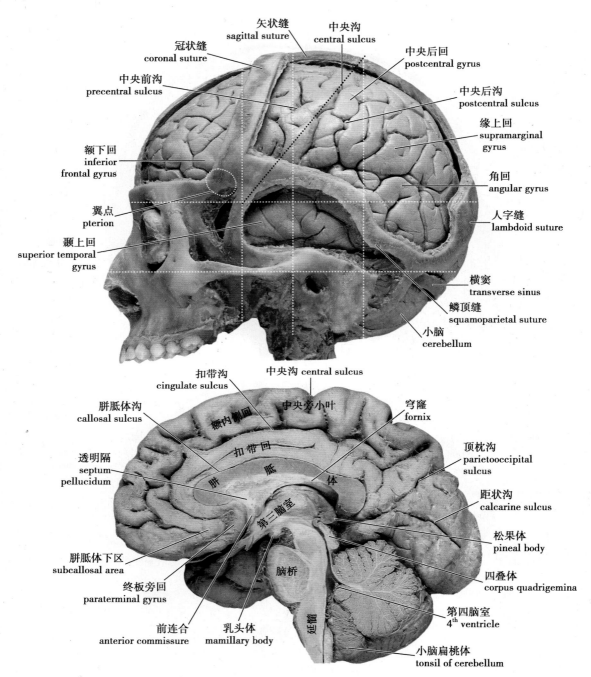

图 1-33 中央沟的投影与大脑半球内侧面 projection of central sulcus and medial view of cerebral hemisphere

- 以眶下缘与外耳门上缘的连线为基线;过眶上缘做直线与基线平行。做三条垂直线分别过颧弓中点,髁突和乳突后缘。中、后垂线之间的斜线标记大脑中央沟的体表投影。

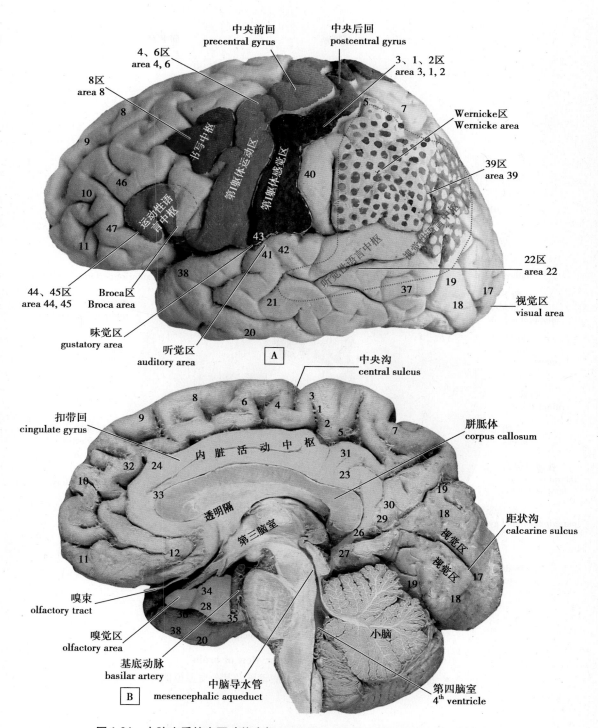

图 1-34 大脑皮质的主要功能中枢 main functional centers on cerebral cortex

- Brodmann 分区:脑皮质分为 52 区。每个数字周围的皮质为一个区。脑皮质机能中枢可用分区数字表示(A 图)。
- 边缘系统(B 图):由扣带回、杏仁体、隔区、下丘脑、海马和嗅脑等结构及其纤维联系构成。

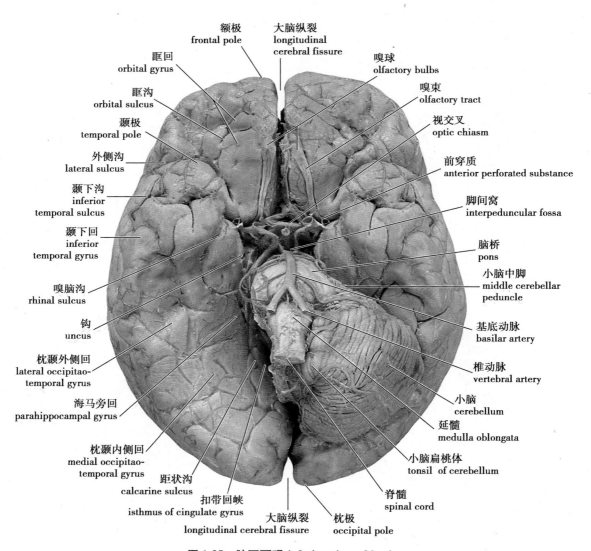

额极　frontal pole
大脑纵裂　longitudinal cerebral fissure
眶回　orbital gyrus
嗅球　olfactory bulbs
眶沟　orbital sulcus
嗅束　olfactory tract
颞极　temporal pole
视交叉　optic chiasm
外侧沟　lateral sulcus
前穿质　anterior perforated substance
颞下沟　inferior temporal sulcus
脚间窝　interpeduncular fossa
颞下回　inferior temporal gyrus
脑桥　pons
嗅脑沟　rhinal sulcus
小脑中脚　middle cerebellar peduncle
钩　uncus
基底动脉　basilar artery
枕颞外侧回　lateral occipitao-temporal gyrus
椎动脉　vertebral artery
海马旁回　parahippocampal gyrus
小脑　cerebellum
延髓　medulla oblongata
枕颞内侧回　medial occipitao-temporal gyrus
小脑扁桃体　tonsil of cerebellum
距状沟　calcarine sulcus
脊髓　spinal cord
扣带回峡　isthmus of cingulate gyrus
大脑纵裂　longitudinal cerebral fissure
枕极　occipital pole

图 1-35　脑下面观 inferior view of brain

- 右侧半小脑已去除。脑干与基底动脉及其分支原位保留。

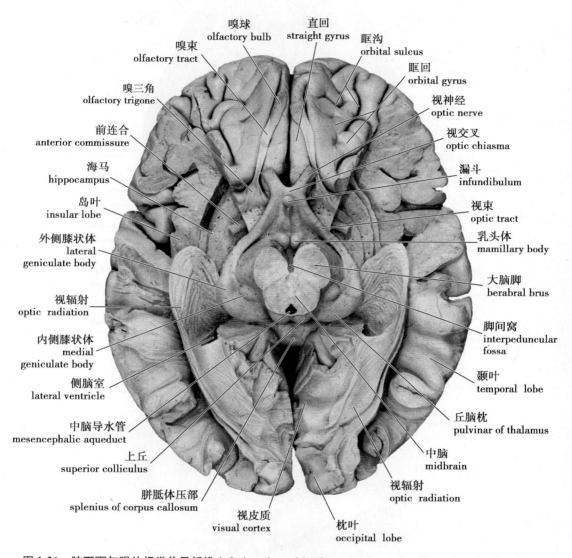

嗅球
olfactory bulb

直回
straight gyrus

眶沟
orbital sulcus

嗅束
olfactory tract

眶回
orbital gyrus

嗅三角
olfactory trigone

视神经
optic nerve

前连合
anterior commissure

视交叉
optic chiasma

海马
hippocampus

漏斗
infundibulum

岛叶
insular lobe

视束
optic tract

外侧膝状体
lateral geniculate body

乳头体
mamillary body

视辐射
optic radiation

大脑脚
berabral brus

内侧膝状体
medial geniculate body

脚间窝
interpeduncular fossa

侧脑室
lateral ventricle

颞叶
temporal lobe

中脑导水管
mesencephalic aqueduct

丘脑枕
pulvinar of thalamus

上丘
superior colliculus

中脑
midbrain

胼胝体压部
splenius of corpus callosum

视辐射
optic radiation

视皮质
visual cortex

枕叶
occipital lobe

图 1-36 脑下面与眼外视觉传导纤维 inferior view of brain and extraocular fibers for visual pathway

- 标本制作:颞叶的大部已去除,暴露出前连合的纤维;中脑从上丘与下丘之间被横断。
- 视觉传导路(部分):视神经、视交叉、视束、外侧膝状体、视辐射。

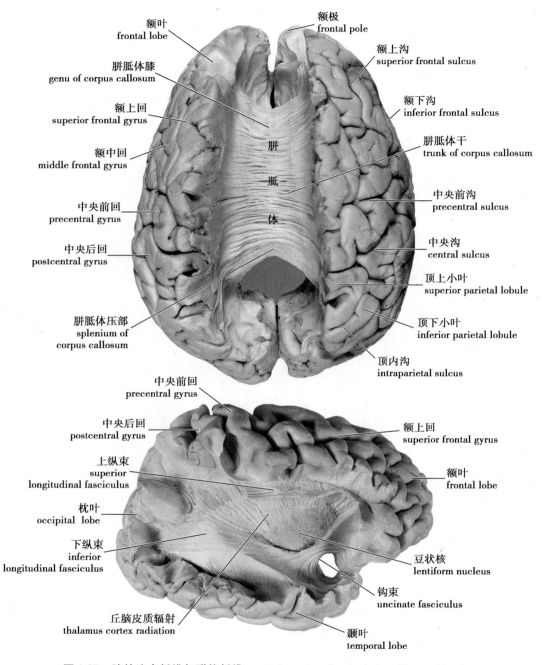

额叶 frontal lobe
额极 frontal pole
胼胝体膝 genu of corpus callosum
额上沟 superior frontal sulcus
额上回 superior frontal gyrus
额下沟 inferior frontal sulcus
额中回 middle frontal gyrus
胼胝体干 trunk of corpus callosum
胼胝体
中央前回 precentral gyrus
中央前沟 precentral sulcus
中央后回 postcentral gyrus
中央沟 central sulcus
顶上小叶 superior parietal lobule
胼胝体压部 splenium of corpus callosum
顶下小叶 inferior parietal lobule
顶内沟 intraparietal sulcus

中央前回 precentral gyrus
中央后回 postcentral gyrus
额上回 superior frontal gyrus
上纵束 superior longitudinal fasciculus
额叶 frontal lobe
枕叶 occipital lobe
下纵束 inferior longitudinal fasciculus
豆状核 lentiform nucleus
钩束 uncinate fasciculus
丘脑皮质辐射 thalamus cortex radiation
颞叶 temporal lobe

图 1-37　脑的连合纤维与联络纤维 commissural and association fibers of brain

- 连合纤维:连合两侧半球皮质的纤维。包括胼胝体、前连合和穹隆连合等。
- 联络纤维:联系同侧半球不同脑区的纤维。包括上纵束、下纵束、钩束等。

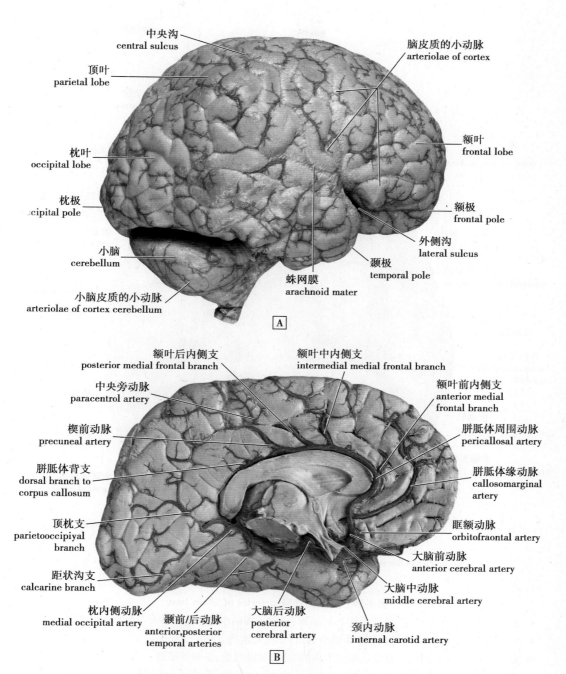

图 1-38 脑外侧和内侧的动脉 arteries of lateral and medial brain
- 大脑半球背外侧面的小动脉（A 图）。
- 大脑前动脉和大脑后动脉及其在脑内侧面的分支分布（B 图）。

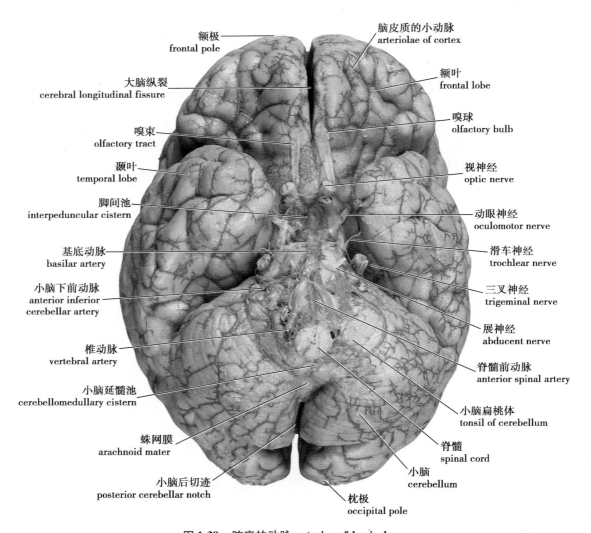

图 1-39 脑底的动脉 arteries of brain base

额极 frontal pole
脑皮质的小动脉 arteriolae of cortex
大脑纵裂 cerebral longitudinal fissure
额叶 frontal lobe
嗅束 olfactory tract
嗅球 olfactory bulb
颞叶 temporal lobe
视神经 optic nerve
脚间池 interpeduncular cistern
动眼神经 oculomotor nerve
基底动脉 basilar artery
滑车神经 trochlear nerve
小脑下前动脉 anterior inferior cerebellar artery
三叉神经 trigeminal nerve
展神经 abducent nerve
椎动脉 vertebral artery
脊髓前动脉 anterior spinal artery
小脑延髓池 cerebellomedullary cistern
小脑扁桃体 tonsil of cerebellum
蛛网膜 arachnoid mater
脊髓 spinal cord
小脑后切迹 posterior cerebellar notch
小脑 cerebellum
枕极 occipital pole

- 脑底皮质的小动脉(红色乳胶灌注):脑底面、小脑下面的小动脉分布特征与脑侧面基本相同。
- 基底动脉:由左、右椎动脉在脑桥下缘合成,行于基底沟内。
- 蛛网膜下池:由蛛网膜跨越脑底结构形成的间隙,如脚间池、小脑延髓池。

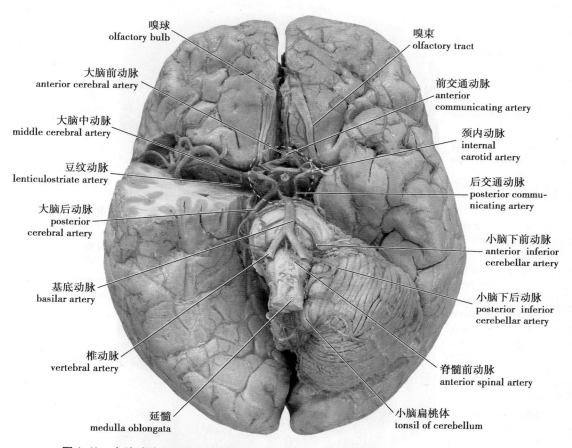

嗅球
olfactory bulb

嗅束
olfactory tract

大脑前动脉
anterior cerebral artery

前交通动脉
anterior
communicating artery

大脑中动脉
middle cerebral artery

颈内动脉
internal
carotid artery

豆纹动脉
lenticulostriate artery

后交通动脉
posterior commu-
nicating artery

大脑后动脉
posterior
cerebral artery

小脑下前动脉
anterior inferior
cerebellar artery

基底动脉
basilar artery

小脑下后动脉
posterior inferior
cerebellar artery

椎动脉
vertebral artery

脊髓前动脉
anterior spinal artery

延髓
medulla oblongata

小脑扁桃体
tonsil of cerebellum

图 1-40　大脑动脉环与大脑中动脉 cerebral arterial circle and middle cerebral artery

- 大脑动脉环(Willis 环):由大脑前动脉起始端、颈内动脉末端、大脑后动脉及前、后交通动脉共同构成。
- 大脑中动脉:行于外侧沟内,分支分布至外侧沟两侧的大脑皮质。其起始部发出豆纹动脉供应内囊。

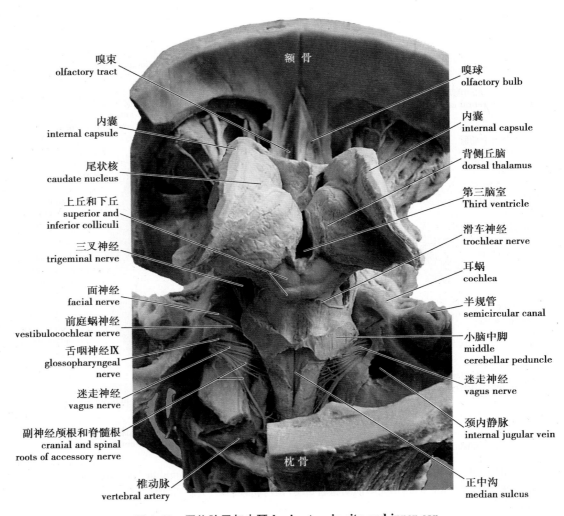

嗅束
olfactory tract

内囊
internal capsule

尾状核
caudate nucleus

上丘和下丘
superior and
inferior colliculi

三叉神经
trigeminal nerve

面神经
facial nerve

前庭蜗神经
vestibulocochlear nerve

舌咽神经Ⅸ
glossopharyngeal
nerve

迷走神经
vagus nerve

副神经颅根和脊髓根
cranial and spinal
roots of accessory nerve

椎动脉
vertebral artery

额 骨

嗅球
olfactory bulb

内囊
internal capsule

背侧丘脑
dorsal thalamus

第三脑室
Third ventricle

滑车神经
trochlear nerve

耳蜗
cochlea

半规管
semicircular canal

小脑中脚
middle
cerebellar peduncle

迷走神经
vagus nerve

颈内静脉
internal jugular vein

枕 骨

正中沟
median sulcus

图 1-41　原位脑干与内耳 brain stem in situ and inner ear
- 大脑半球已去除。从后上方观察原位脑干及脑神经根。
- 内耳半规管和耳蜗已雕出。

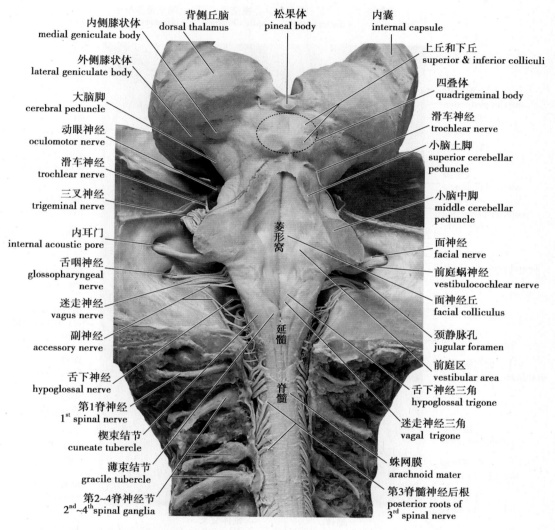

内侧膝状体
medial geniculate body

背侧丘脑
dorsal thalamus

松果体
pineal body

内囊
internal capsule

外侧膝状体
lateral geniculate body

大脑脚
cerebral peduncle

动眼神经
oculomotor nerve

滑车神经
trochlear nerve

三叉神经
trigeminal nerve

内耳门
internal acoustic pore

舌咽神经
glossopharyngeal
nerve

迷走神经
vagus nerve

副神经
accessory nerve

舌下神经
hypoglossal nerve

第1脊神经
1st spinal nerve

楔束结节
cuneate tubercle

薄束结节
gracile tubercle

第2~4脊神经节
2nd~4th spinal ganglia

上丘和下丘
superior & inferior colliculi

四叠体
quadrigeminal body

滑车神经
trochlear nerve

小脑上脚
superior cerebellar
peduncle

小脑中脚
middle cerebellar
peduncle

面神经
facial nerve

前庭蜗神经
vestibulocochlear nerve

面神经丘
facial colliculus

颈静脉孔
jugular foramen

前庭区
vestibular area

舌下神经三角
hypoglossal trigone

迷走神经三角
vagal trigone

蛛网膜
arachnoid mater

第3脊髓神经后根
posterior roots of
3rd spinal nerve

菱形窝

延髓

脊髓

图 1-42　延髓与脊髓交界部(后面观) junction of the oblongata and spinal cord(posterior view)

- 枕骨大孔后壁已去除,显示延髓与脊髓交界处的脑神经根和脊神经根。
- 副神经脊髓根起自延髓-脊髓交界处。第1脊神经位于第1颈椎上方,依此类推。第8颈神经则位于第7颈椎的下面。

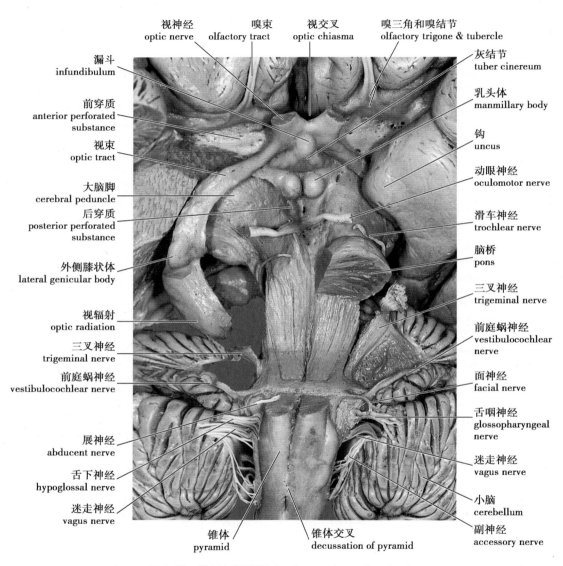

视神经 optic nerve
嗅束 olfactory tract
视交叉 optic chiasma
嗅三角和嗅结节 olfactory trigone & tubercle
漏斗 infundibulum
前穿质 anterior perforated substance
视束 optic tract
大脑脚 cerebral peduncle
后穿质 posterior perforated substance
外侧膝状体 lateral genicular body
视辐射 optic radiation
三叉神经 trigeminal nerve
前庭蜗神经 vestibulocochlear nerve
展神经 abducent nerve
舌下神经 hypoglossal nerve
迷走神经 vagus nerve
灰结节 tuber cinereum
乳头体 manmillary body
钩 uncus
动眼神经 oculomotor nerve
滑车神经 trochlear nerve
脑桥 pons
三叉神经 trigeminal nerve
前庭蜗神经 vestibulocochlear nerve
面神经 facial nerve
舌咽神经 glossopharyngeal nerve
迷走神经 vagus nerve
小脑 cerebellum
副神经 accessory nerve
锥体 pyramid
锥体交叉 decussation of pyramid

图 1-43 脑干（前面观）brain stem（anterior view）

- 显示 12 对脑神经根。
- 脑桥的大部分已去除，保留左侧的一小部分，并翻向外侧。

第二章

颈　部

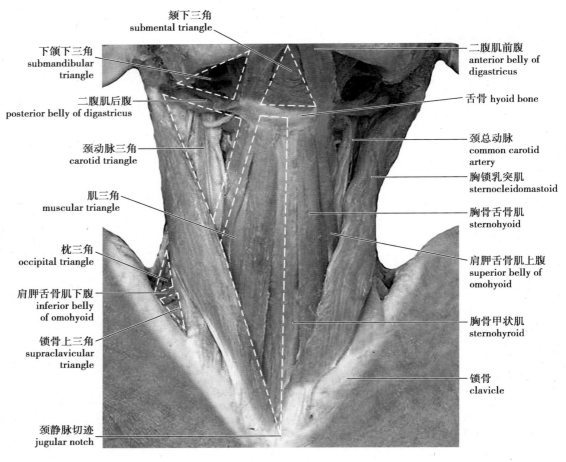

颏下三角
submental triangle

下颌下三角
submandibular
triangle

二腹肌前腹
anterior belly of
digastricus

二腹肌后腹
posterior belly of digastricus

舌骨 hyoid bone

颈动脉三角
carotid triangle

颈总动脉
common carotid
artery

胸锁乳突肌
sternocleidomastoid

肌三角
muscular triangle

胸骨舌骨肌
sternohyoid

枕三角
occipital triangle

肩胛舌骨肌上腹
superior belly of
omohyoid

肩胛舌骨肌下腹
inferior belly
of omohyoid

胸骨甲状肌
sternohyoid

锁骨上三角
supraclavicular
triangle

锁骨
clavicle

颈静脉切迹
jugular notch

图 2-1 颈部分区（前面观）subdivisions of neck（anterior view）

● 颈部的多数亚区是由肌与骨围成的"三角"。

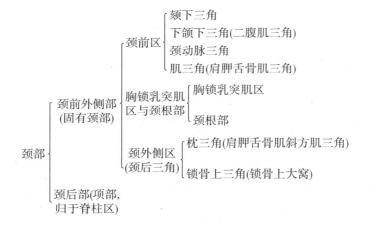

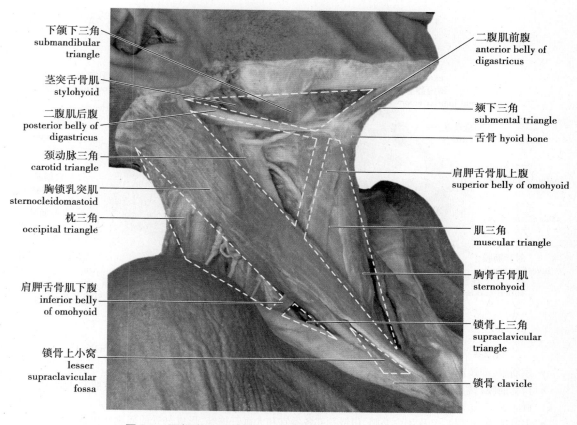

下颌下三角
submandibular
triangle

茎突舌骨肌
stylohyoid

二腹肌后腹
posterior belly of
digastricus

颈动脉三角
carotid triangle

胸锁乳突肌
sternocleidomastoid

枕三角
occipital triangle

肩胛舌骨肌下腹
inferior belly
of omohyoid

锁骨上小窝
lesser
supraclavicular
fossa

二腹肌前腹
anterior belly of
digastricus

颏下三角
submental triangle

舌骨 hyoid bone

肩胛舌骨肌上腹
superior belly of omohyoid

肌三角
muscular triangle

胸骨舌骨肌
sternohyoid

锁骨上三角
supraclavicular
triangle

锁骨 clavicle

图 2-2　颈部分区(侧面观) subdivisions of neck (lateral view)

● 为便于对颈部结构的描述和定位,将相关结构归于某"三角"中,但多数结构并不仅仅局限于某一"三角"。

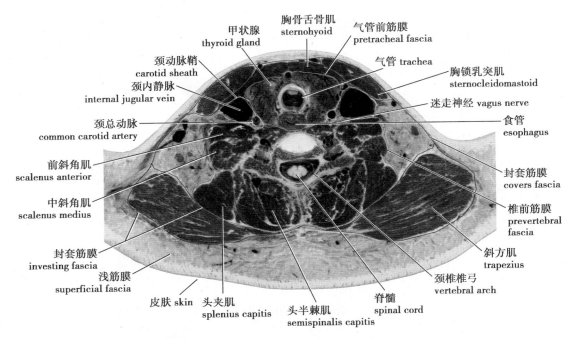

图 2-3 颈筋膜（横断面，上面观）cervical fascia（transverse section，superior view）

- 颈筋膜：即颈部的深筋膜，分为浅层、中层和深层。
- 封套筋膜（浅层）：又称包被筋膜，环绕颈部，并分为浅深两层包裹斜方肌、胸锁乳突肌和舌骨下肌群。
- 内脏筋膜（中层）：又称颈内筋膜，包绕颈部各器官和大血管神经，形成气管前筋膜和甲状腺假被囊及颈动脉鞘。
- 椎前筋膜（深层）：覆盖椎前肌和脊柱颈段的颈椎椎体、椎间盘及前纵韧带。

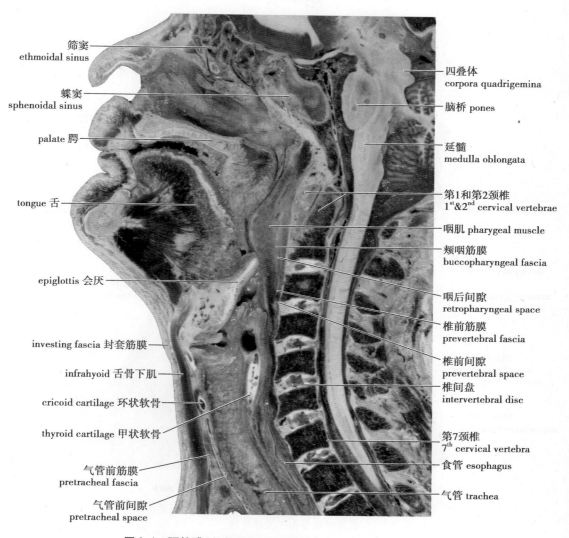

筛窦
ethmoidal sinus

蝶窦
sphenoidal sinus

palate 腭

tongue 舌

epiglottis 会厌

investing fascia 封套筋膜

infrahyoid 舌骨下肌

cricoid cartilage 环状软骨

thyroid cartilage 甲状软骨

气管前筋膜
pretracheal fascia

气管前间隙
pretracheal space

四叠体
corpora quadrigemina

脑桥 pones

延髓
medulla oblongata

第1和第2颈椎
1st&2nd cervical vertebrae

咽肌 pharygeal muscle

颊咽筋膜
buccopharyngeal fascia

咽后间隙
retropharyngeal space

椎前筋膜
prevertebral fascia

椎前间隙
prevertebral space

椎间盘
intervertebral disc

第7颈椎
7th cervical vertebra

食管 esophagus

气管 trachea

图 2-4　颈筋膜（矢状断面）cervical fascia（sagittal section）

- 颈筋膜中层：即内脏筋膜，前下部覆盖气管称气管前筋膜，后上部包绕颊肌和咽缩肌，称颊咽筋膜。
- 颈前部层次：皮肤，浅筋膜，封套筋膜，舌骨下肌，气管前筋膜，甲状腺、气管等。
- 咽壁后方层次：咽壁肌，颊咽筋膜，咽后间隙，椎前筋膜，颈长肌，脊柱颈段与前纵韧带。

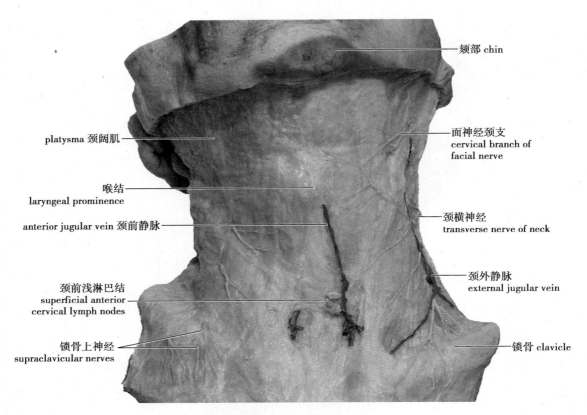

颏部 chin

platysma 颈阔肌

面神经颈支
cervical branch of
facial nerve

喉结
laryngeal prominence

颈横神经
transverse nerve of neck

anterior jugular vein 颈前静脉

颈外静脉
external jugular vein

颈前浅淋巴结
superficial anterior
cervical lymph nodes

锁骨上神经
supraclavicular nerves

锁骨 clavicle

图 2-5 颈浅层结构 superficial structures of neck

- 浅筋膜:颈浅筋膜薄,脂肪组织少,颈浅筋膜中有颈阔肌。
- 皮神经:穿出颈阔肌分布于颈部皮肤。

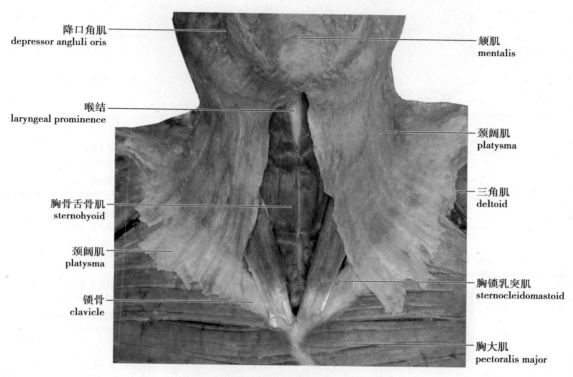

降口角肌
depressor angluli oris

颏肌
mentalis

喉结
laryngeal prominence

颈阔肌
platysma

胸骨舌骨肌
sternohyoid

三角肌
deltoid

颈阔肌
platysma

锁骨
clavicle

胸锁乳突肌
sternocleidomastoid

胸大肌
pectoralis major

图 2-6 颈阔肌 platysma

- 颈阔肌：属表情肌，受面神经支配。发达程度因人而异。此标本颈阔肌较发达。
- 起止点：以膜性结构起自胸大肌和三角肌表面的深筋膜，纤维向上，一部分止于下颌骨体斜线，一部分止于口角的皮下组织，大部肌纤维交织于口角和下唇的肌纤维。

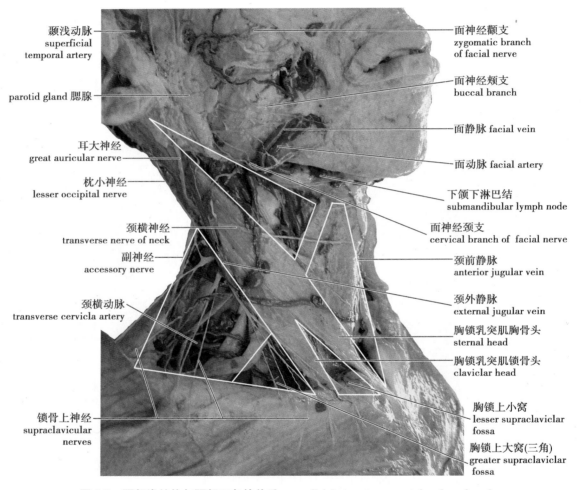

颞浅动脉
superficial
temporal artery

parotid gland 腮腺

耳大神经
great auricular nerve

枕小神经
lesser occipital nerve

颈横神经
transverse nerve of neck

副神经
accessory nerve

颈横动脉
transverse cervicla artery

锁骨上神经
supraclavicular
nerves

面神经颧支
zygomatic branch
of facial nerve

面神经颊支
buccal branch

面静脉 facial vein

面动脉 facial artery

下颌下淋巴结
submandibular lymph node

面神经颈支
cervical branch of facial nerve

颈前静脉
anterior jugular vein

颈外静脉
external jugular vein

胸锁乳突肌胸骨头
sternal head

胸锁乳突肌锁骨头
claviclar head

胸锁上小窝
lesser supraclaviclar
fossa

胸锁上大窝(三角)
greater supraclaviclar
fossa

图 2-7 颈部浅结构与颈部三角的关系 superficial structures on triangles of neck

- 颈丛皮支:由胸锁乳突肌后缘的中点、颈外侧三角的上角集中穿出,呈放射状分布。
- 锁骨上神经:为胸前上部皮肤的主要感觉神经。女性锁骨上神经损伤,可致乳房上部感觉缺失。

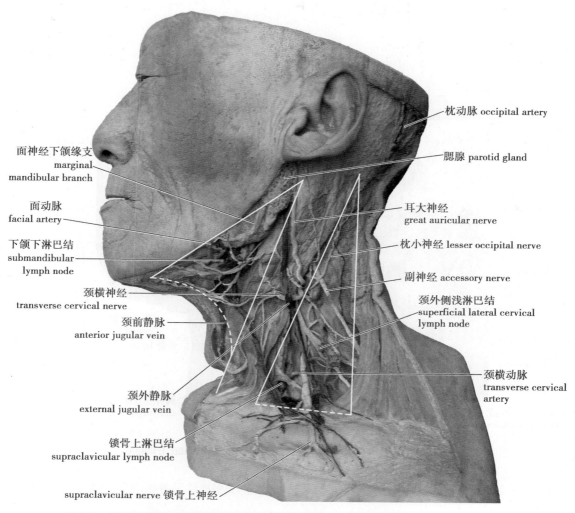

面神经下颌缘支 marginal mandibular branch

面动脉 facial artery

下颌下淋巴结 submandibular lymph node

颈横神经 transverse cervical nerve

颈前静脉 anterior jugular vein

颈外静脉 external jugular vein

锁骨上淋巴结 supraclavicular lymph node

supraclavicular nerve 锁骨上神经

枕动脉 occipital artery

腮腺 parotid gland

耳大神经 great auricular nerve

枕小神经 lesser occipital nerve

副神经 accessory nerve

颈外侧浅淋巴结 superficial lateral cervical lymph node

颈横动脉 transverse cervical artery

图 2-8 颈丛皮神经与副神经 cutaneous nerves of cervical plexus and accessory nerve

- 颈丛皮神经:从胸锁乳突肌后缘中点集中穿出处,是颈丛麻醉的部位。
- 枕小神经、耳大神经和颈横神经:跨越胸锁乳突肌表面,分别行向后上、上和前。
- 副神经:从胸锁乳突肌后缘中点稍上方穿出,进入枕三角,斜向后下,至斜方肌。

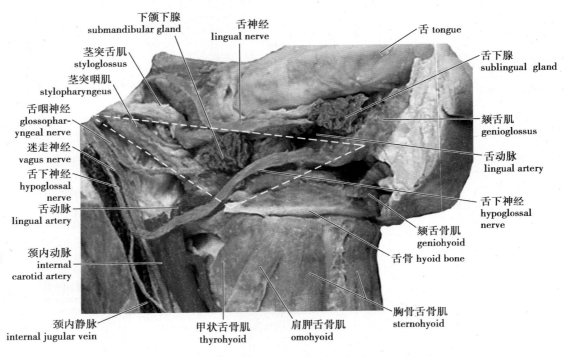

下颌下腺
submandibular gland

舌神经
lingual nerve

舌 tongue

茎突舌肌
styloglossus

舌下腺
sublingual gland

茎突咽肌
stylopharyngeus

舌咽神经
glossophar-
yngeal nerve

颏舌肌
genioglossus

迷走神经
vagus nerve

舌动脉
lingual artery

舌下神经
hypoglossal
nerve

舌动脉
lingual artery

舌下神经
hypoglossal
nerve

颈内动脉
internal
carotid artery

颏舌骨肌
geniohyoid

舌骨 hyoid bone

颈内静脉
internal jugular vein

甲状舌骨肌
thyrohyoid

肩胛舌骨肌
omohyoid

胸骨舌骨肌
sternohyoid

图 2-9　下颌下三角内容 structures in submandibular triangle

- 下颌下三角:由二腹肌前腹、后腹和下颌骨围成。
- 三角内结构:舌下神经、舌动脉与下颌下神经节、舌咽神经、舌神经、下颌下腺等。

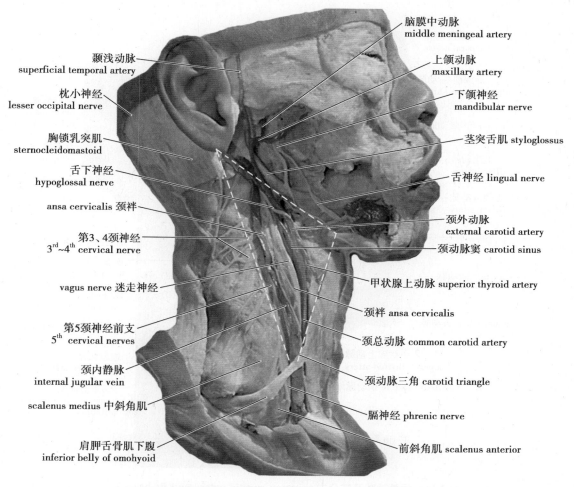

颞浅动脉 superficial temporal artery
枕小神经 lesser occipital nerve
胸锁乳突肌 sternocleidomastoid
舌下神经 hypoglossal nerve
ansa cervicalis 颈袢
第3、4颈神经 3rd~4th cervical nerve
vagus nerve 迷走神经
第5颈神经前支 5th cervical nerves
颈内静脉 internal jugular vein
scalenus medius 中斜角肌
肩胛舌骨肌下腹 inferior belly of omohyoid

脑膜中动脉 middle meningeal artery
上颌动脉 maxillary artery
下颌神经 mandibular nerve
茎突舌肌 styloglossus
舌神经 lingual nerve
颈外动脉 external carotid artery
颈动脉窦 carotid sinus
甲状腺上动脉 superior thyroid artery
颈袢 ansa cervicalis
颈总动脉 common carotid artery
颈动脉三角 carotid triangle
膈神经 phrenic nerve
前斜角肌 scalenus anterior

图 2-10　颈动脉三角内容 structures in carotid triangle

- 颈动脉三角：由胸锁乳突肌前缘、肩胛舌骨肌上腹和二腹肌后腹围成。
- 三角内结构：颈总动脉及其分支—颈内和颈外动脉、颈内静脉；舌下神经、副神经、迷走神经、颈袢和膈神经起始部等。

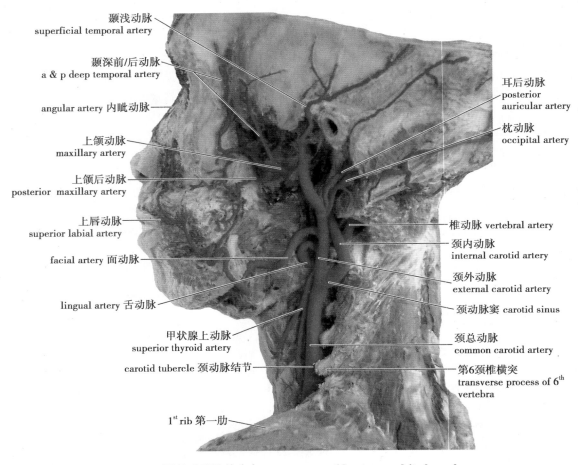

图 2-11　颈总动脉及其分支 common carotid artery and its branches

- 颈外动脉：在颈动脉三角内发自颈总动脉，是头面部颅外的重要供血动脉。
- 颈动脉结节：第 6 颈椎横突末端的膨大。头面部大出血时，压颈总动脉于此止血。

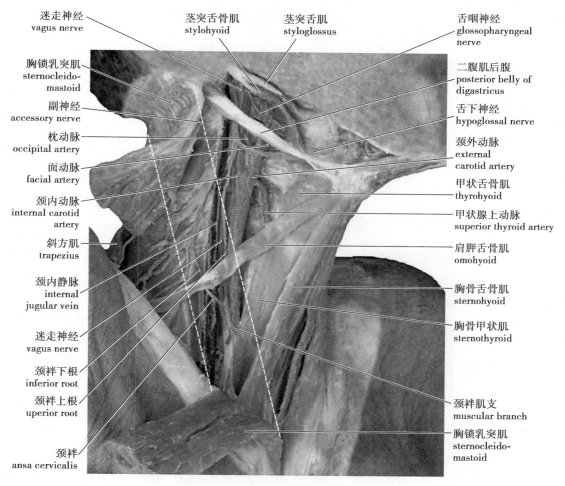

迷走神经
vagus nerve

茎突舌骨肌
stylohyoid

茎突舌肌
styloglossus

舌咽神经
glossopharyngeal
nerve

胸锁乳突肌
sternocleido-
mastoid

二腹肌后腹
posterior belly of
digastricus

副神经
accessory nerve

舌下神经
hypoglossal nerve

枕动脉
occipital artery

颈外动脉
external
carotid artery

面动脉
facial artery

颈内动脉
internal carotid
artery

甲状舌骨肌
thyrohyoid

甲状腺上动脉
superior thyroid artery

斜方肌
trapezius

肩胛舌骨肌
omohyoid

颈内静脉
internal
jugular vein

胸骨舌骨肌
sternohyoid

迷走神经
vagus nerve

胸骨甲状肌
sternothyroid

颈袢下根
inferior root

颈袢上根
uperior root

颈袢肌支
muscular branch

胸锁乳突肌
sternocleido-
mastoid

颈袢
ansa cervicalis

图 2-12　颈内、外动脉、脑神经与二腹肌后腹的关系 relationship between carotid arteries, cranial nerves and posterior belly of digastricus

- 二腹肌后腹：是寻找舌下神经、舌咽、迷走、副神经的重要标志。
- 颈袢：由上、下二根构成，位于颈动脉鞘浅面，发出分支支配舌骨下肌。

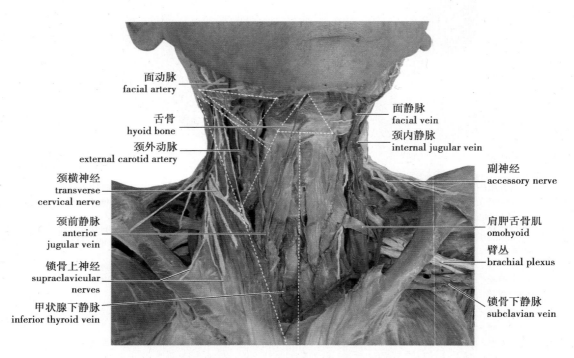

面动脉
facial artery

舌骨
hyoid bone

颈外动脉
external carotid artery

颈横神经
transverse
cervical nerve

颈前静脉
anterior
jugular vein

锁骨上神经
supraclavicular
nerves

甲状腺下静脉
inferior thyroid vein

面静脉
facial vein

颈内静脉
internal jugular vein

副神经
accessory nerve

肩胛舌骨肌
omohyoid

臂丛
brachial plexus

锁骨下静脉
subclavian vein

图 2-13　颈前区浅层结构 superficial structures in anterior cervical region

- 肌三角：由胸锁乳突肌前缘、肩胛舌骨肌上腹和颈正中线围成。
- 肌舌骨下肌配布：浅层，胸骨舌骨肌和肩胛舌骨肌上腹；深层，胸骨甲状肌和甲状舌骨肌。
- 肌三角内容：颈前静脉、舌骨下肌群、甲状腺、甲状旁腺、喉、气管和食管的颈段。

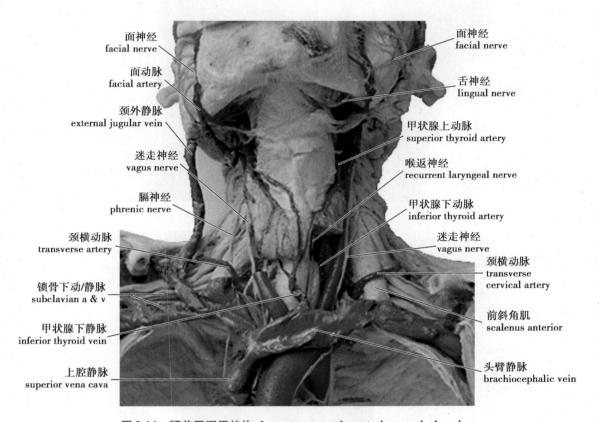

面神经
facial nerve

面动脉
facial artery

颈外静脉
external jugular vein

迷走神经
vagus nerve

膈神经
phrenic nerve

颈横动脉
transverse artery

锁骨下动/静脉
subclavian a & v

甲状腺下静脉
inferior thyroid vein

上腔静脉
superior vena cava

面神经
facial nerve

舌神经
lingual nerve

甲状腺上动脉
superior thyroid artery

喉返神经
recurrent laryngeal nerve

甲状腺下动脉
inferior thyroid artery

迷走神经
vagus nerve

颈横动脉
transverse
cervical artery

前斜角肌
scalenus anterior

头臂静脉
brachiocephalic vein

图 2-14 颈前区深层结构 deep structures in anterior cervical region

- 舌骨上、下肌群已去除，暴露喉、气管和甲状腺等结构。
- 甲状腺左侧叶部分去除，暴露其后的喉返神经和甲状腺下动脉。

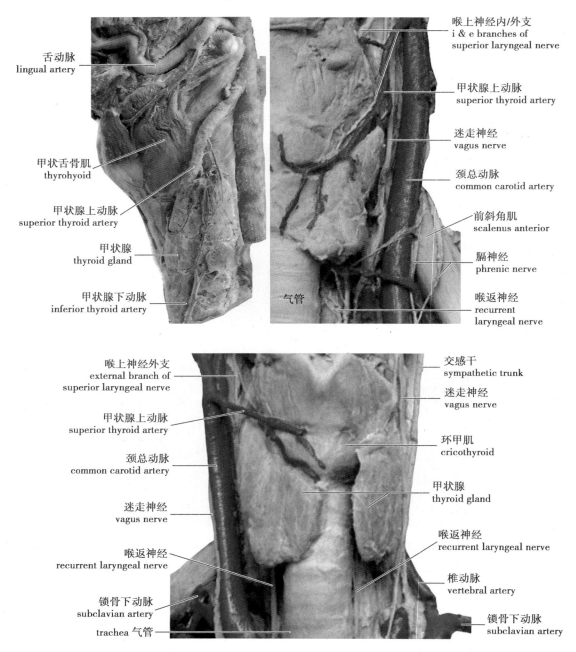

舌动脉
lingual artery

喉上神经内/外支
i & e branches of
superior laryngeal nerve

甲状腺上动脉
superior thyroid artery

迷走神经
vagus nerve

颈总动脉
common carotid artery

甲状舌骨肌
thyrohyoid

甲状腺上动脉
superior thyroid artery

前斜角肌
scalenus anterior

甲状腺
thyroid gland

膈神经
phrenic nerve

甲状腺下动脉
inferior thyroid artery

气管

喉返神经
recurrent
laryngeal nerve

喉上神经外支
external branch of
superior laryngeal nerve

交感干
sympathetic trunk

迷走神经
vagus nerve

甲状腺上动脉
superior thyroid artery

环甲肌
cricothyroid

颈总动脉
common carotid artery

甲状腺
thyroid gland

迷走神经
vagus nerve

喉返神经
recurrent laryngeal nerve

喉返神经
recurrent laryngeal nerve

椎动脉
vertebral artery

锁骨下动脉
subclavian artery

锁骨下动脉
subclavian artery

trachea 气管

图 2-15　甲状腺的动脉及喉的神经 thyroid gland and its arteries and nerves to larynx

- 甲状腺：呈 H 形，但变异较多。此例为峡部缺如的两侧叶分离型。甲状腺的血供来自甲状腺上动脉和甲状腺下动脉。
- 喉的神经：包括喉上神经和喉返神经。前者由迷走神经的颈部发出；后者由迷走神经的胸部发出。

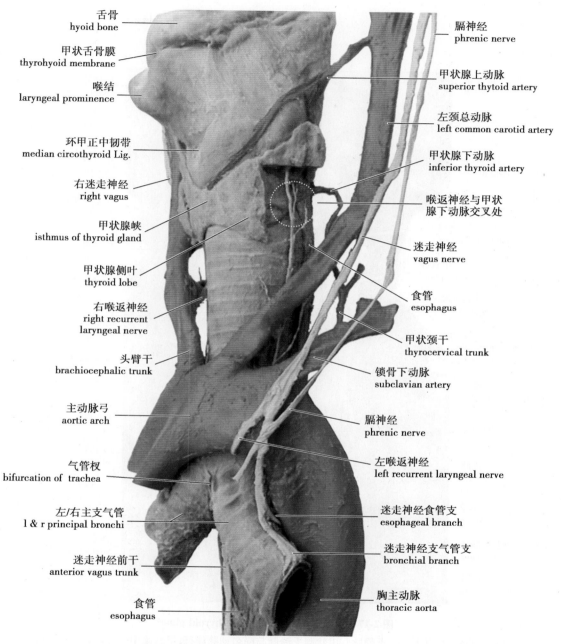

舌骨
hyoid bone

甲状舌骨膜
thyrohyoid membrane

喉结
laryngeal prominence

环甲正中韧带
median cricothyroid Lig.

右迷走神经
right vagus

甲状腺峡
isthmus of thyroid gland

甲状腺侧叶
thyroid lobe

右喉返神经
right recurrent
laryngeal nerve

头臂干
brachiocephalic trunk

主动脉弓
aortic arch

气管杈
bifurcation of trachea

左/右主支气管
l & r principal bronchi

迷走神经前干
anterior vagus trunk

食管
esophagus

膈神经
phrenic nerve

甲状腺上动脉
superior thytoid artery

左颈总动脉
left common carotid artery

甲状腺下动脉
inferior thyroid artery

喉返神经与甲状
腺下动脉交叉处

迷走神经
vagus nerve

食管
esophagus

甲状颈干
thyrocervical trunk

锁骨下动脉
subclavian artery

膈神经
phrenic nerve

左喉返神经
left recurrent laryngeal nerve

迷走神经食管支
esophageal branch

迷走神经支气管支
bronchial branch

胸主动脉
thoracic aorta

图 2-16　左甲状腺下动脉与左喉返神经的关系 relationship between left inferior thyroid artery and recurrent nerve

- 左喉返神:经绕主动脉弓(右喉返神经绕右锁骨下动脉)返回颈部,经甲状腺的后面至喉,支配大部分喉肌。
- 喉返神经与血管的关系:喉返神经与甲状腺下动脉的分支交叉。

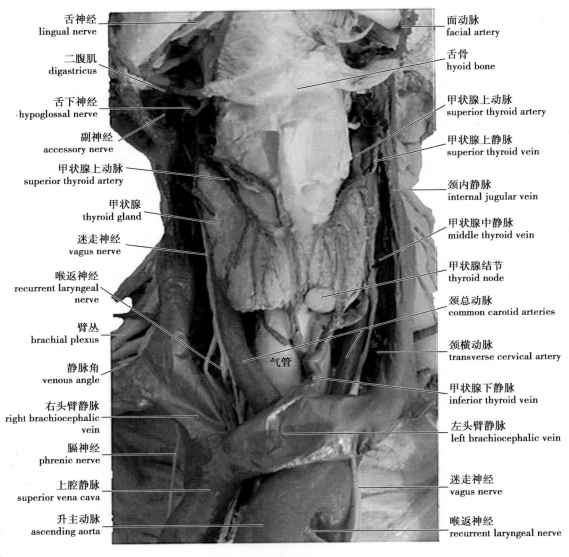

舌神经
lingual nerve

二腹肌
digastricus

舌下神经
hypoglossal nerve

副神经
accessory nerve

甲状腺上动脉
superior thyroid artery

甲状腺
thyroid gland

迷走神经
vagus nerve

喉返神经
recurrent laryngeal
nerve

臂丛
brachial plexus

静脉角
venous angle

右头臂静脉
right brachiocephalic
vein

膈神经
phrenic nerve

上腔静脉
superior vena cava

升主动脉
ascending aorta

气管

面动脉
facial artery

舌骨
hyoid bone

甲状腺上动脉
superior thyroid artery

甲状腺上静脉
superior thyroid vein

颈内静脉
internal jugular vein

甲状腺中静脉
middle thyroid vein

甲状腺结节
thyroid node

颈总动脉
common carotid arteries

颈横动脉
transverse cervical artery

甲状腺下静脉
inferior thyroid vein

左头臂静脉
left brachiocephalic vein

迷走神经
vagus nerve

喉返神经
recurrent laryngeal nerve

图 2-17 甲状腺的静脉 veins of thyroid gland

- 甲状腺的静脉:有上、中、下静脉。甲状腺上静脉与同名动脉伴行;甲状腺中、下静脉无伴行动脉。
- 甲状腺奇静脉丛:由甲状腺下静脉的属支在颈部气管的前方吻合而成。

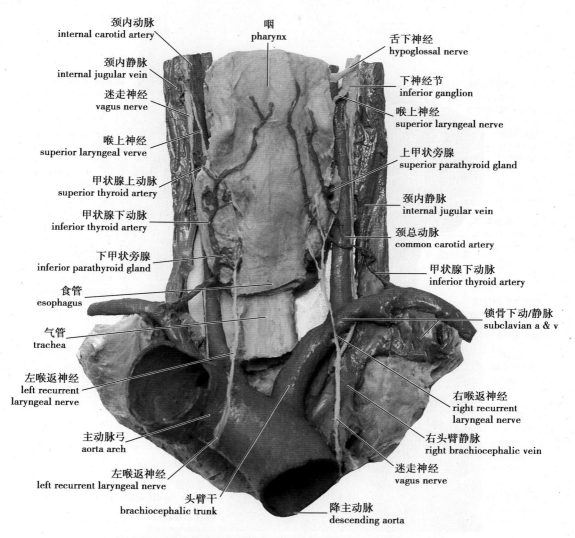

图 2-18　甲状旁腺（后面观）parathyroid gland（posterior view）

- 甲状旁腺：通常为 4 个，左右两侧上下各一（半模式）。
- 喉返神经：左侧者勾绕主动脉弓；右侧喉返神经绕右锁骨下动脉，经甲状腺后面至喉，支配大部分喉肌并有分支至咽壁。

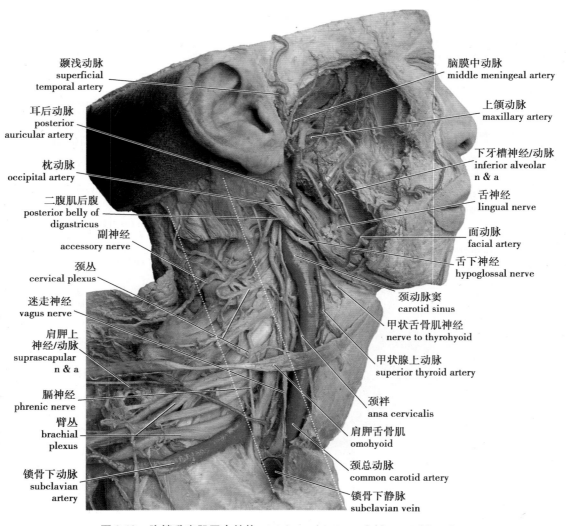

图 2-19 胸锁乳突肌区内结构 structures in sternocleidomastoid region

- 胸锁乳突肌区:为该肌所占据与覆盖的区域。
- 胸锁乳突肌区内结构:有颈袢、颈动脉鞘及其内含结构、颈丛与颈交感干的一部分。

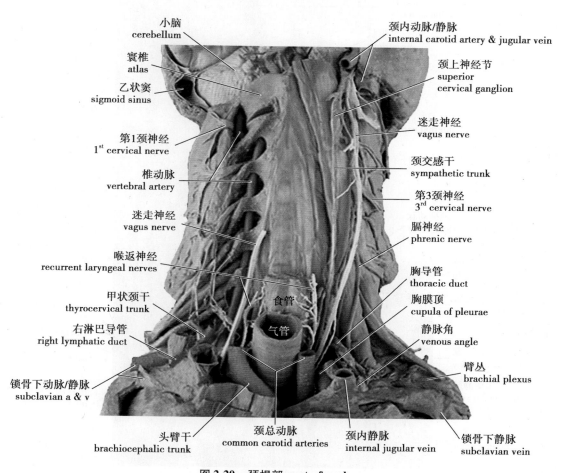

小脑
cerebellum

寰椎
atlas

乙状窦
sigmoid sinus

第1颈神经
1st cervical nerve

椎动脉
vertebral artery

迷走神经
vagus nerve

喉返神经
recurrent laryngeal nerves

甲状颈干
thyrocervical trunk

右淋巴导管
right lymphatic duct

锁骨下动脉/静脉
subclavian a & v

头臂干
brachiocephalic trunk

颈总动脉
common carotid arteries

颈内动脉/静脉
internal carotid artery & jugular vein

颈上神经节
superior cervical ganglion

迷走神经
vagus nerve

颈交感干
sympathetic trunk

第3颈神经
3rd cervical nerve

膈神经
phrenic nerve

胸导管
thoracic duct

胸膜顶
cupula of pleurae

静脉角
venous angle

臂丛
brachial plexus

颈内静脉
internal jugular vein

锁骨下静脉
subclavian vein

食管

气管

图 2-20　颈根部 root of neck

- 颈根部境界：前为胸骨柄，后为第一胸椎，两侧为第 1 肋。
- 颈根部结构：包括胸膜顶、锁骨下动脉及其分支、锁骨下静脉及其属支、胸导管及右淋巴导管的末端、迷走神经和膈神经等。

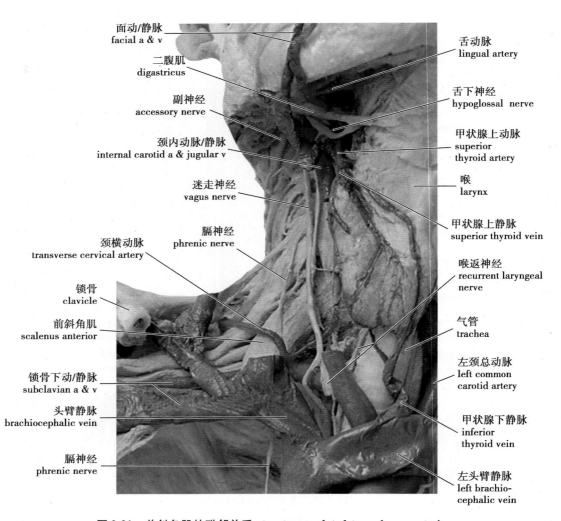

面动/静脉 facial a & v

二腹肌 digastricus

副神经 accessory nerve

颈内动脉/静脉 internal carotid a & jugular v

迷走神经 vagus nerve

膈神经 phrenic nerve

颈横动脉 transverse cervical artery

锁骨 clavicle

前斜角肌 scalenus anterior

锁骨下动/静脉 subclavian a & v

头臂静脉 brachiocephalic vein

膈神经 phrenic nerve

舌动脉 lingual artery

舌下神经 hypoglossal nerve

甲状腺上动脉 superior thyroid artery

喉 larynx

甲状腺上静脉 superior thyroid vein

喉返神经 recurrent laryngeal nerve

气管 trachea

左颈总动脉 left common carotid artery

甲状腺下静脉 inferior thyroid vein

左头臂静脉 left brachio-cephalic vein

图 2-21　前斜角肌的毗邻关系 structures related to scalenus anterior

- 前斜角肌：为颈根部的关键结构。颈内动脉、静脉、迷走神经、膈神经等经肌的前面下行。臂丛和锁骨下动脉位于肌的后面，斜行向外下。

- 锁骨下动、静脉：动脉位于前斜角肌的后面，被其分为三段；锁骨下静脉位于前斜角肌的前面。

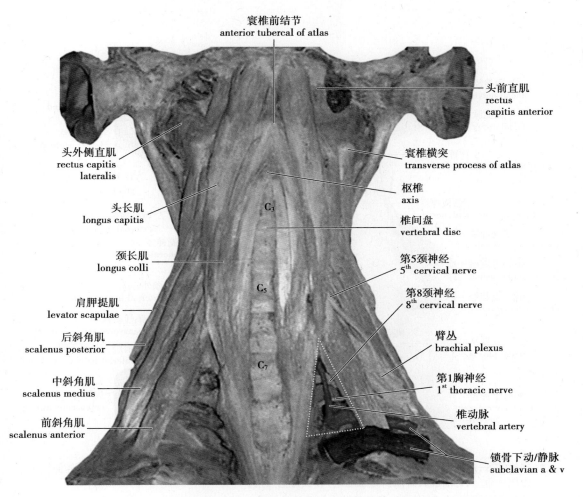

寰椎前结节
anterior tubercal of atlas

头前直肌
rectus
capitis anterior

头外侧直肌
rectus capitis
lateralis

寰椎横突
transverse process of atlas

枢椎
axis

头长肌
longus capitis

C₃

椎间盘
vertebral disc

颈长肌
longus colli

第5颈神经
5ᵗʰ cervical nerve

C₅

第8颈神经
8ᵗʰ cervical nerve

肩胛提肌
levator scapulae

臂丛
brachial plexus

后斜角肌
scalenus posterior

C₇

第1胸神经
1ˢᵗ thoracic nerve

中斜角肌
scalenus medius

椎动脉
vertebral artery

前斜角肌
scalenus anterior

锁骨下动/静脉
subclavian a & v

图 2-22　椎动脉三角与颈深肌 triangle of vertebral artery and deep cervical muscles

- 椎动脉三角：内侧界为颈长肌，外侧界为前斜角肌，下界为锁骨下动脉的第 1 段。
- 斜角肌间隙：前、中斜角肌之间的间隙，臂丛和锁骨下动脉经该间隙进入腋窝。
- 椎前肌：包括外侧群和内侧群。外侧群包括前、中、后斜角肌；内侧群也称椎前肌。

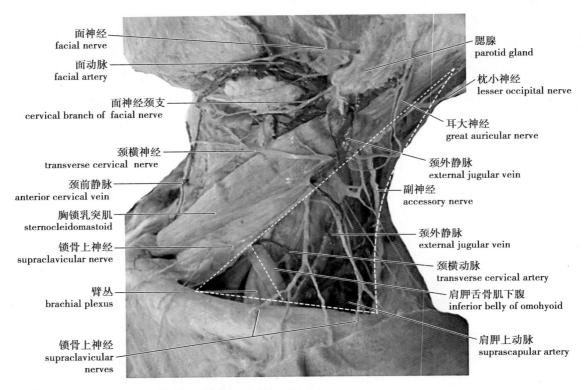

面神经
facial nerve

面动脉
facial artery

面神经颈支
cervical branch of facial nerve

颈横神经
transverse cervical nerve

颈前静脉
anterior cervical vein

胸锁乳突肌
sternocleidomastoid

锁骨上神经
supraclavicular nerve

臂丛
brachial plexus

锁骨上神经
supraclavicular
nerves

腮腺
parotid gland

枕小神经
lesser occipital nerve

耳大神经
great auricular nerve

颈外静脉
external jugular vein

副神经
accessory nerve

颈外静脉
external jugular vein

颈横动脉
transverse cervical artery

肩胛舌骨肌下腹
inferior belly of omohyoid

肩胛上动脉
suprascapular artery

图 2-23　枕三角内容 contents of occipital triangle

- 颈外侧区:由胸锁乳突肌后缘、斜方肌前缘和锁骨中 1/3 围成。肩胛舌骨肌后腹进而将颈外侧区分为枕三角(又称肩胛舌骨肌斜方肌三角)和锁骨上三角。
- 枕三角内结构:内含副神经、颈丛的分支和臂丛的分支。

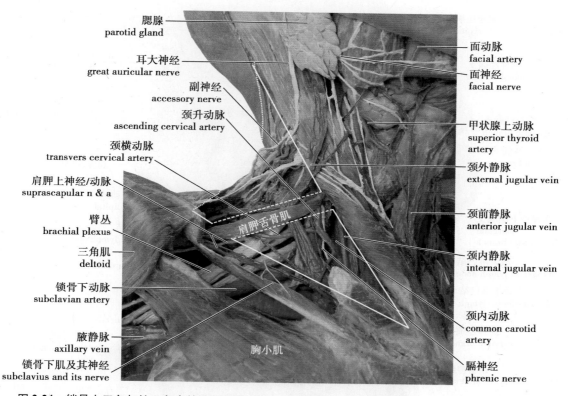

腮腺
parotid gland

耳大神经
great auricular nerve

副神经
accessory nerve

颈升动脉
ascending cervical artery

颈横动脉
transvers cervical artery

肩胛上神经/动脉
suprascapular n & a

臂丛
brachial plexus

三角肌
deltoid

锁骨下动脉
subclavian artery

腋静脉
axillary vein

锁骨下肌及其神经
subclavius and its nerve

肩胛舌骨肌

胸小肌

面动脉
facial artery

面神经
facial nerve

甲状腺上动脉
superior thyroid artery

颈外静脉
external jugular vein

颈前静脉
anterior jugular vein

颈内静脉
internal jugular vein

颈内动脉
common carotid artery

膈神经
phrenic nerve

图 2-24　锁骨上三角与枕三角内的深部结构 deep structures in supraclavicular and occipital triangles

- 锁骨上三角：又称肩胛舌骨肌锁骨三角或锁骨上大窝。图中的锁骨中段被锯除,而保留锁骨下肌及其神经。
- 三角内结构：锁骨下动脉、锁骨下静脉和静脉角、臂丛。颈横动脉和肩胛上动脉跨越臂丛的前面行向外上。
- 枕三角内结构：有副神经、颈丛和臂丛的分支。

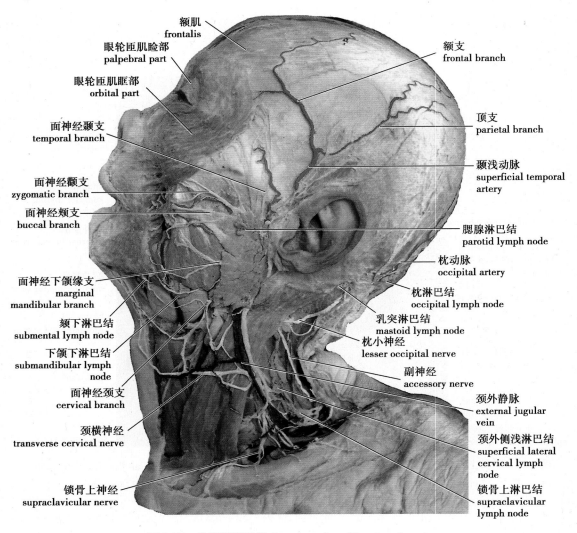

额肌
frontalis

眼轮匝肌睑部
palpebral part

眼轮匝肌眶部
orbital part

面神经颞支
temporal branch

面神经颧支
zygomatic branch

面神经颊支
buccal branch

面神经下颌缘支
marginal
mandibular branch

颏下淋巴结
submental lymph node

下颌下淋巴结
submandibular lymph
node

面神经颈支
cervical branch

颈横神经
transverse cervical nerve

锁骨上神经
supraclavicular nerve

额支
frontal branch

顶支
parietal branch

颞浅动脉
superficial temporal
artery

腮腺淋巴结
parotid lymph node

枕动脉
occipital artery

枕淋巴结
occipital lymph node

乳突淋巴结
mastoid lymph node

枕小神经
lesser occipital nerve

副神经
accessory nerve

颈外静脉
external jugular
vein

颈外侧浅淋巴结
superficial lateral
cervical lymph
node

锁骨上淋巴结
supraclavicular
lymph node

图 2-25　头颈部淋巴结 lymph nodes of head and neck

- 头部淋巴结:分布于头颈交界处,包括枕淋巴结、乳突淋巴结、腮腺淋巴结、下颌下淋巴结和颏下淋巴结。

- 颈部淋巴结:分为颈前淋巴结和颈外侧淋巴结。淋巴结多沿静脉纵行呈串珠状排列。

- 颈部淋巴结与头部淋巴结藉淋巴管连成一个功能整体。其输出淋巴管形成颈干。

第三章

胸　部

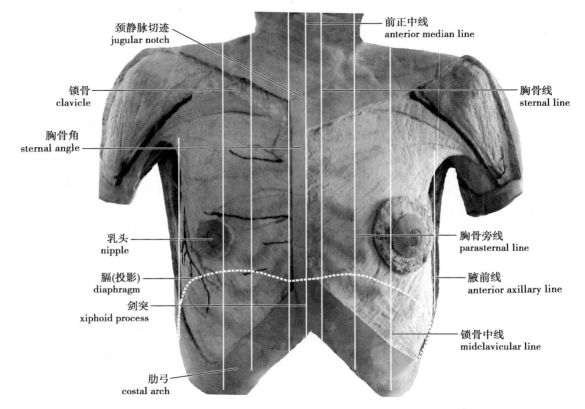

图 3-1 胸部体表标志和标志线 landmarks and lines on surface of chest

- 胸骨线：胸骨外侧缘的垂线；胸骨旁线：胸骨线与锁骨中线之间的垂线。
- 胸壁与胸腔的关系：胸部体表的范围大于胸腔，膈以下肋弓的深面为腹腔。
- 标志线的作用：对胸腔与腹腔上部内的结构定位。

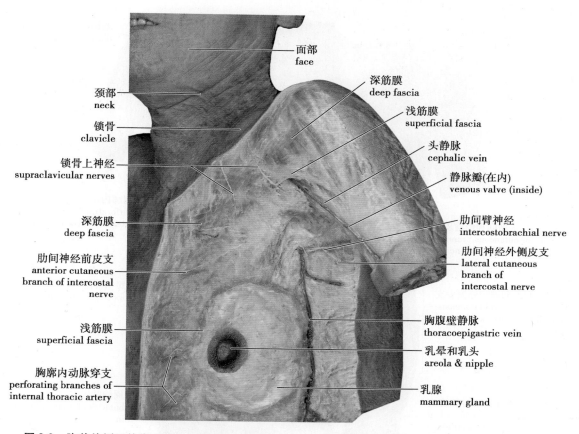

面部
face

颈部
neck

锁骨
clavicle

锁骨上神经
supraclavicular nerves

深筋膜
deep fascia

肋间神经前皮支
anterior cutaneous
branch of intercostal
nerve

浅筋膜
superficial fascia

胸廓内动脉穿支
perforating branches of
internal thoracic artery

深筋膜
deep fascia

浅筋膜
superficial fascia

头静脉
cephalic vein

静脉瓣(在内)
venous valve (inside)

肋间臂神经
intercostobrachial nerve

肋间神经外侧皮支
lateral cutaneous
branch of
intercostal nerve

胸腹壁静脉
thoracoepigastric vein

乳晕和乳头
areola & nipple

乳腺
mammary gland

图 3-2　胸前外侧区的浅血管和皮神经(1) superficial structures on anterolateral region of thorax (1)

- 浅筋膜中的结构:包括浅血管、皮神经和乳腺。胸腹壁静脉连通上腔和下腔静脉系。
- 颈、胸部皮神经重叠分布:胸前上部及乳房上份的皮肤有颈丛锁骨上神经和胸神经重叠分布,若颈部手术损伤锁骨上神经,可致乳房上部感觉障碍。

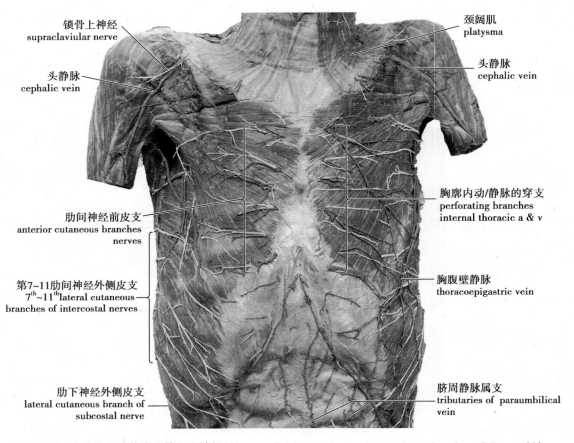

锁骨上神经
supraclaviular nerve

颈阔肌
platysma

头静脉
cephalic vein

头静脉
cephalic vein

胸廓内动/静脉的穿支
perforating branches
internal thoracic a & v

肋间神经前皮支
anterior cutaneous branches
nerves

第7~11肋间神经外侧皮支
7th~11th lateral cutaneous
branches of intercostal nerves

胸腹壁静脉
thoracoepigastric vein

肋下神经外侧皮支
lateral cutaneous branch of
subcostal nerve

脐周静脉属支
tributaries of paraumbilical
vein

图 3-3　胸前外侧区的浅血管和皮神经（2）superficial structures on anterolateral region of thorax（2）

● 动脉注射红色乳胶后，认真仔细解剖去除了皮肤、浅筋膜与深筋膜。将剖出的静脉及皮神经分别用蓝色和黄色染料涂色。

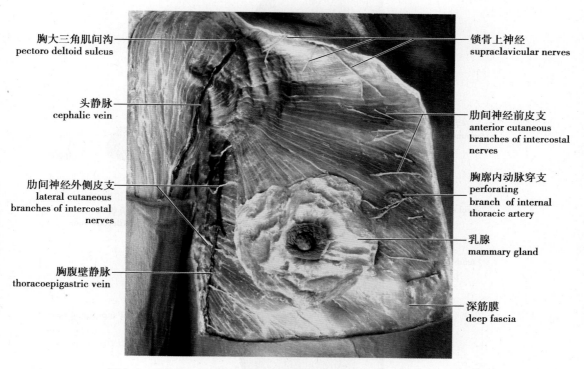

胸大三角肌间沟
pectoro deltoid sulcus

锁骨上神经
supraclavicular nerves

头静脉
cephalic vein

肋间神经前皮支
anterior cutaneous
branches of intercostal
nerves

肋间神经外侧皮支
lateral cutaneous
branches of intercostal
nerves

胸廓内动脉穿支
perforating
branch of internal
thoracic artery

乳腺
mammary gland

胸腹壁静脉
thoracoepigastric vein

深筋膜
deep fascia

图 3-4　乳腺（脂肪已去除）mammary gland（adipose tissue removed）

- 乳房:位于胸大肌的前面,由 15～20 个乳腺叶及脂肪组织外被皮肤而成。乳腺组织质地致密、硬韧。

- 乳房悬韧带:又称 Cooper 韧带,是乳房内连结着皮肤与胸大肌筋膜的纤维束,对乳房起支持和固定作用。乳腺癌时,因乳房悬韧带的牵拉,乳房表面的皮肤呈"橘皮样"。

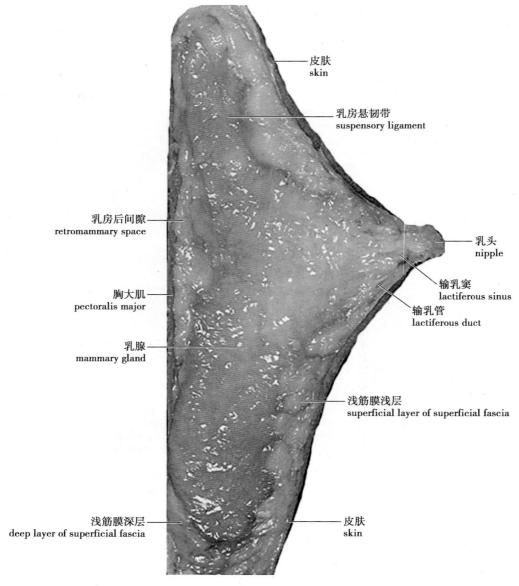

图 3-5　女性乳房（新鲜组织矢状切面）female breast（fresh tissue，sagittal section）

- 乳房的个体差异：乳房的大小、脂肪与乳腺的体积比，随乳房功能状态、人的年龄、胖瘦程度、遗传等因素而变化。
- 乳房后隙：乳腺组织后面与胸大肌筋膜之间的疏松结缔组织。隆胸的假体有时植入此间隙。

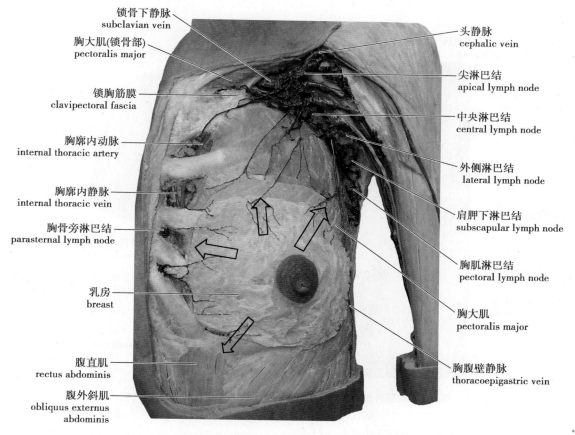

锁骨下静脉
subclavian vein

胸大肌(锁骨部)
pectoralis major

锁胸筋膜
clavipectoral fascia

胸廓内动脉
internal thoracic artery

胸廓内静脉
internal thoracic vein

胸骨旁淋巴结
parasternal lymph node

乳房
breast

腹直肌
rectus abdominis

腹外斜肌
obliquus externus
abdominis

头静脉
cephalic vein

尖淋巴结
apical lymph node

中央淋巴结
central lymph node

外侧淋巴结
lateral lymph node

肩胛下淋巴结
subscapular lymph node

胸肌淋巴结
pectoral lymph node

胸大肌
pectoralis major

胸腹壁静脉
thoracoepigastric vein

图 3-6　乳房的淋巴引流（半模式）drainage of mammary lymph（schema）

- 乳房淋巴引流:乳房外上部淋巴液(约占总量的75%)回流至腋窝淋巴结;乳房上部的淋巴液至锁骨下淋巴结;乳房内侧淋巴液回流至胸骨旁淋巴结。两侧乳房之间皮下有交通淋巴管。乳房深部淋巴网与腹直肌鞘和肝镰状韧带的淋巴管相通。

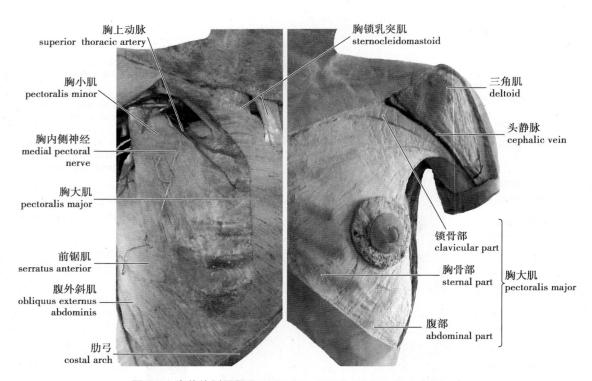

胸上动脉
superior thoracic artery

胸锁乳突肌
sternocleidomastoid

胸小肌
pectoralis minor

三角肌
deltoid

胸内侧神经
medial pectoral
nerve

头静脉
cephalic vein

胸大肌
pectoralis major

前锯肌
serratus anterior

锁骨部
clavicular part

腹外斜肌
obliquus externus
abdominis

胸骨部
sternal part

胸大肌
pectoralis major

肋弓
costal arch

腹部
abdominal part

图 3-7 胸前外侧区肌 muscles in anteriolateral region of thorax

- 胸大肌:扇形,覆盖胸前外侧区。起自锁骨、第 1~6 肋前部及其对应的胸骨,止于大结节嵴。
- 胸小肌:三角形,起自 3~5 肋前面,止于喙突。
- 前锯肌:起自第 1~8 肋的外侧面,止于肩胛骨脊柱缘和下角。
- 肋间肌:位于肋间隙,包括肋间外肌、肋间内肌、肋间最内肌。

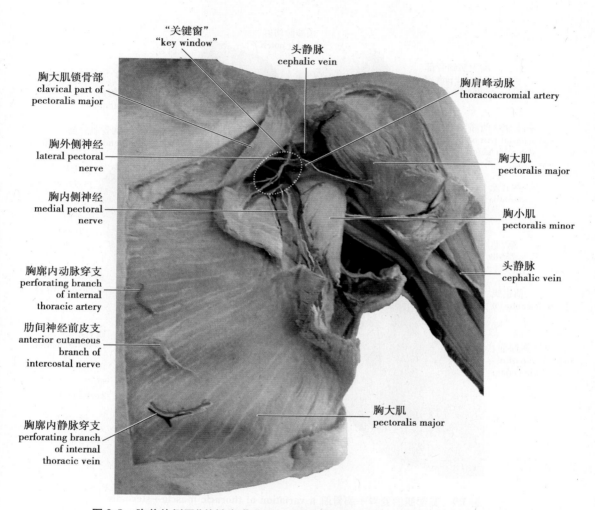

"关键窗"
"key window"

头静脉
cephalic vein

胸肩峰动脉
thoracoacromial artery

胸大肌锁骨部
clavical part of
pectoralis major

胸外侧神经
lateral pectoral
nerve

胸内侧神经
medial pectoral
nerve

胸廓内动脉穿支
perforating branch
of internal
thoracic artery

肋间神经前皮支
anterior cutaneous
branch of
intercostal nerve

胸廓内静脉穿支
perforating branch
of internal
thoracic vein

胸大肌
pectoralis major

胸小肌
pectoralis minor

头静脉
cephalic vein

胸大肌
pectoralis major

图 3-8　胸前外侧区"关键窗 " "key window"in anteriolateral region of thorax

- "关键窗"：是胸前外侧区重要血管神经的通道，居胸大肌锁骨部的深面，由锁胸筋膜封闭。头静脉、胸肩峰动静脉和胸外侧神经穿过该筋膜，进入胸前壁。

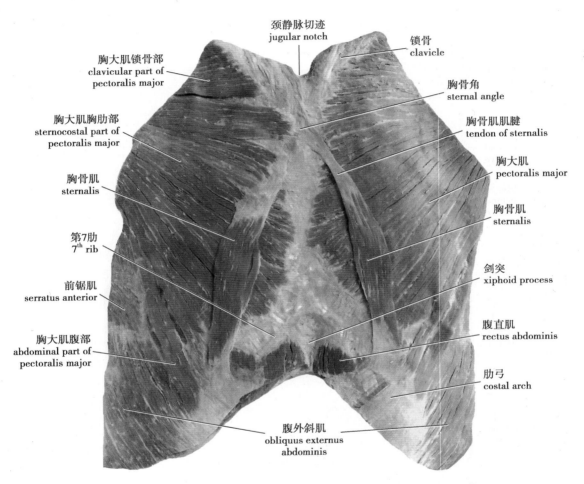

图3-9　胸部肌的变异—胸骨肌 a variation of thoracic muscle—sternalis

* 胸骨肌:胸前壁的变异肌,有多种命名,如胸骨上肌、胸骨前肌、胸直肌、胸骨直肌和浅腹直肌等。本标本的胸骨肌很典型,很发达。有的常是单侧或左右不对称、形状不一。乳房和胸前壁手术时,须想到该肌的存在。

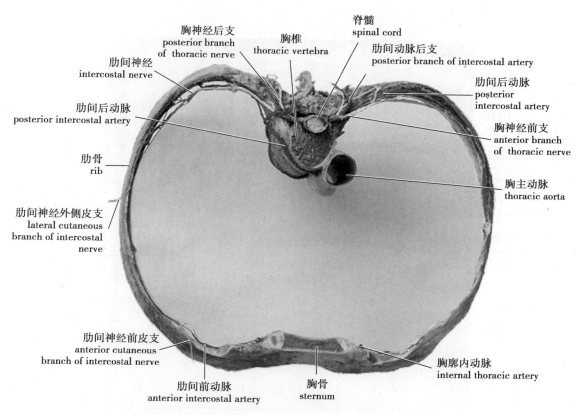

图3-10　肋间后动脉和肋间神经 posterior intercostal artery and intercostal nerve

- 第1和第2肋间后动脉:来自锁骨下动脉的肋颈干。
- 第3至第11肋间后动脉和肋下动脉:发自胸主动脉,其后端发出一个后支至背部,本干进入肋间隙,前端在胸骨两侧与胸廓内动脉发出的肋间前动脉吻合。
- 肋间神经:即第1至第11胸神经的前支。在胸侧壁发出外侧皮支,末端在胸、腹壁中线两侧浅出,称前皮支。第12胸神经的前支,称肋下神经。

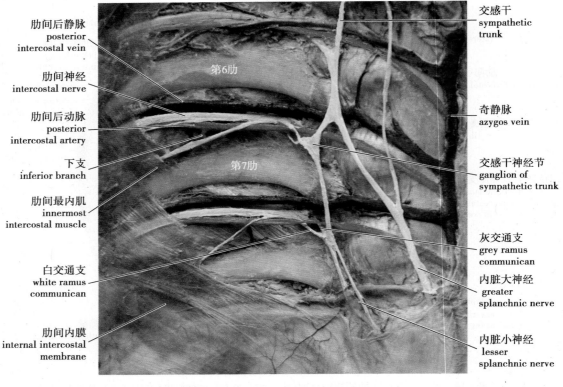

肋间后静脉
posterior
intercostal vein

肋间神经
intercostal nerve

肋间后动脉
posterior
intercostal artery

下支
inferior branch

肋间最内肌
innermost
intercostal muscle

白交通支
white ramus
communican

肋间内膜
internal intercostal
membrane

交感干
sympathetic
trunk

奇静脉
azygos vein

交感干神经节
ganglion of
sympathetic trunk

灰交通支
grey ramus
communican

内脏大神经
greater
splanchnic nerve

内脏小神经
lesser
splanchnic nerve

第6肋

第7肋

图 3-11 肋间后血管、肋间神经和胸交感干 posterior intercostal vessels, nerves and sympathetic trunk

- 肋间血管神经的关系:基本形式为(自上而下),静脉、动脉、神经。在肋间隙后部,如图所示。
- 与肋间肌的关系:肋间神经血管行于肋间内肌和肋间最内肌之间。
- 白交通支和灰交通支:前者从肋间神经进入交感神经节,后者离开神经节至肋间神经。

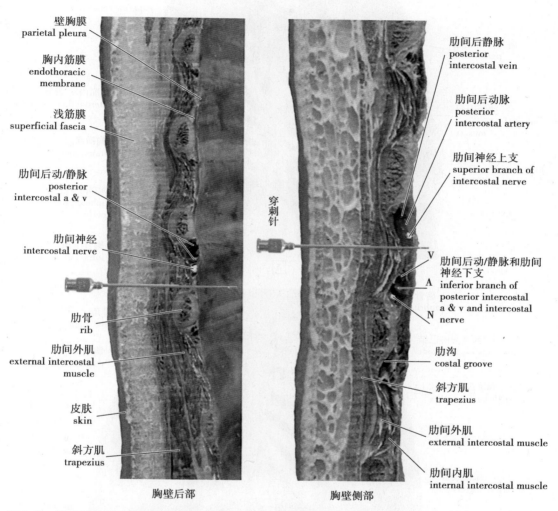

图 3-12 胸壁结构及胸膜腔穿刺部位 structures on thoracic wall and location for thoracic acupuncture

- 胸腔穿刺(胸部后部):肋间后动脉、静脉和肋间神经居肋沟内,在肩胛线外侧穿刺时,应依肋上缘进针。

- 胸腔穿刺(肋角前部):在肋角附近肋间后动脉和肋间神经各发出下支,沿下位肋上缘前行,本干行于肋沟内。胸外侧做胸膜腔穿刺时,应在肋间隙中部进针。

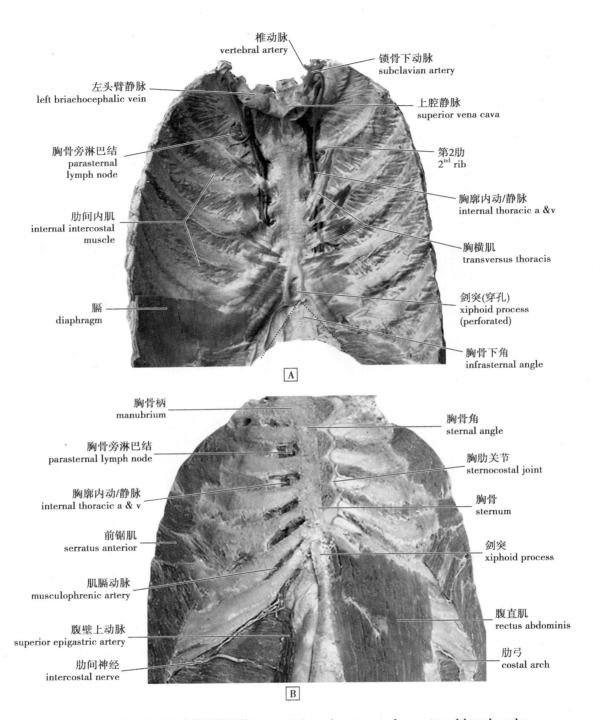

图 3-13 胸廓内动脉和胸骨旁淋巴结 internal thoracic artery and parasternal lymph nodes

- 胸廓内动脉：发自锁骨下动脉，是胸前壁和腹壁上部的主要供血动脉。
- 胸骨旁淋巴结：随胸廓内静脉分布。
- A 图，胸前壁后面；B 图，胸前壁前面。

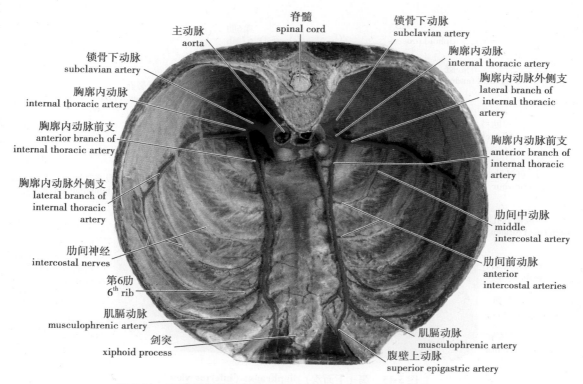

图 3-14　变异胸廓内动脉 internal thoracic artery（rare variation）

- 胸廓内动脉（变异）：以短干起自锁骨下动脉，分为两支，一支循正常胸廓内动脉的行程行走；另一支则沿腋中线下行，可分别称为胸廓内动脉前支和外侧支。
- 分支与分布：胸廓内动脉前支发出肋间前动脉，外侧支发出肋间中动脉分布至肋间隙。
- 肋间后动脉：细小，来自腹主动脉，供应肋间隙的后部。

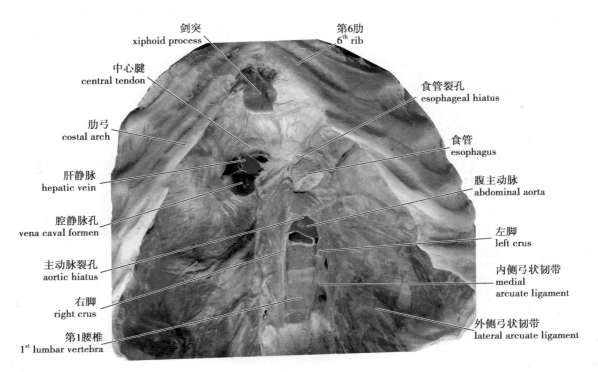

图 3-15　膈（下面观）diaphragm（inferior view）

- 膈：肌纤维起自胸廓下口，止于中心腱。
- 腔静脉孔：居中心腱部，不会因膈收缩而变小，因此不影响下腔静脉回流。
- 食管裂孔：位于肌性部，膈收缩挤压食管，可防止食物反流。
- 主动脉裂孔：由膈肌纤维与脊柱共同构成，呈拱形门状，对主动脉有稳定作用。

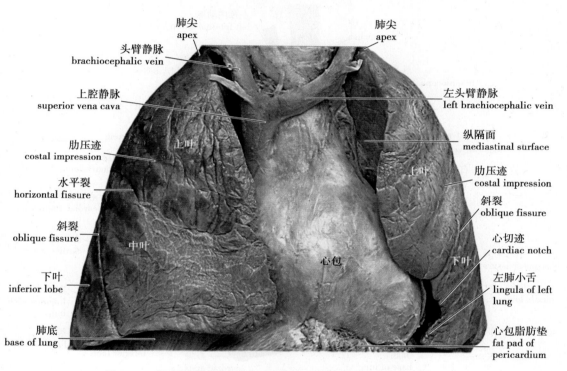

图 3-16 胸腔器官肺和心 organs in thoracic cavity—lung and heart

- 肺:右肺粗短,分三叶;左肺较右肺细长,分二叶。肺底邻膈顶;肺尖高出锁骨内侧端约 2.5cm。
- 心:居心包内,位于两肺之间。位置略偏左。心尖向左前下,心底向右后上。下面邻膈。

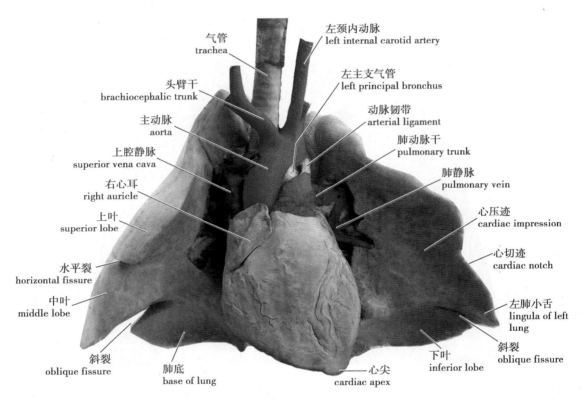

图 3-17　肺与心的联属关系 relationship between lung and heart

- 肺动脉干:分为左右肺动脉,含静脉血,经肺门入肺,随支气管分支至肺泡。
- 肺静脉:由肺内静脉汇成,在肺门处形成上肺静脉和下肺静脉,含动脉血,注入左心房。

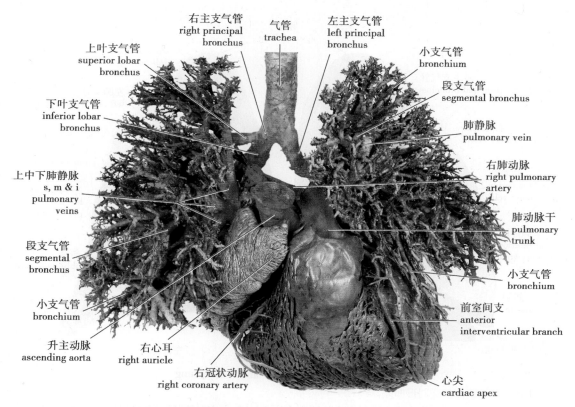

右主支气管
right principal
bronchus

气管
trachea

左主支气管
left principal
bronchus

上叶支气管
superior lobar
bronchus

小支气管
bronchium

段支气管
segmental bronchus

下叶支气管
inferior lobar
bronchus

肺静脉
pulmonary vein

右肺动脉
right pulmonary
artery

上中下肺静脉
s, m & i
pulmonary
veins

肺动脉干
pulmonary
trunk

段支气管
segmental
bronchus

小支气管
bronchium

小支气管
bronchium

前室间支
anterior
interventricular branch

升主动脉
ascending aorta

右心耳
right auricle

右冠状动脉
right coronary artery

心尖
cardiac apex

图 3-18 肺与心的管腔性结构及其毗邻关系（铸型）tubular structures within lung and heart and relationship among them（cast）

- 肺内管道铸型：黄色＝支气管树；蓝色＝肺动脉；红色＝肺静脉。
- 心腔铸型：右心蓝色，左心红色。冠状动脉和静脉，分别为红色和蓝色。

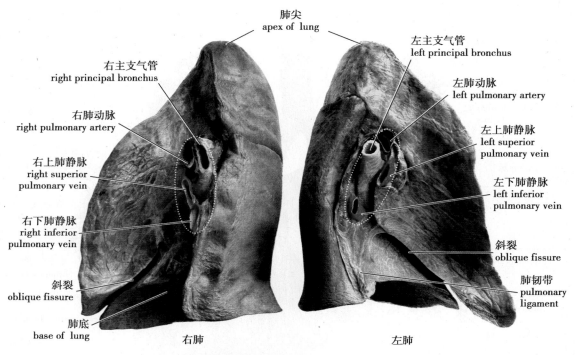

图 3-19　肺门与肺根 hilus and root of lung

- 肺门:肺纵膈面的椭圆形凹陷。
- 肺根:出入肺门的结构由胸膜包绕形成的结构。其中包括,主支气管、肺动脉、肺静脉、支气管动脉、肺门淋巴结和淋巴管等。
- 肺根结构关系:肺动脉位置最高,气管居中,肺静脉居下。
- 肺的功能性血管:肺动脉内含静脉血,肺静脉内含动脉血。肺循环完成气体交换功能。

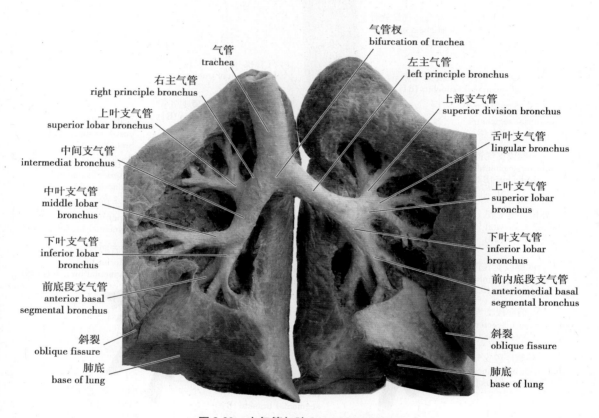

图 3-20　支气管与肺 bronchi and lung

- 右支气管：粗、短、直，分为上、中、下叶支气管。
- 左支气管：细、长、平，分上、下叶支气管。
- 段支气管：叶支气管的再分支。右肺 10 个段支气管，左肺 8 个段支气管，其中有两个共干。

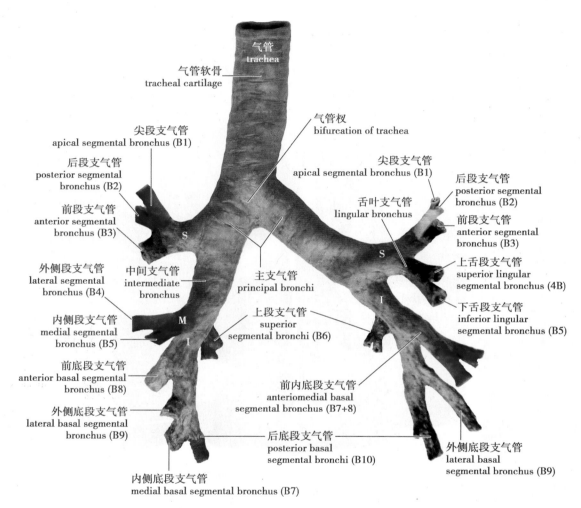

气管
trachea

气管软骨
tracheal cartilage

气管杈
bifurcation of trachea

尖段支气管
apical segmental bronchus (B1)

后段支气管
posterior segmental
bronchus (B2)

前段支气管
anterior segmental
bronchus (B3)

外侧段支气管
lateral segmental
bronchus (B4)

中间支气管
intermediate
bronchus

内侧段支气管
medial segmental
bronchus (B5)

前底段支气管
anterior basal segmental
bronchus (B8)

外侧底段支气管
lateral basal segmental
bronchus (B9)

内侧底段支气管
medial basal segmental bronchus (B7)

尖段支气管
apical segmental bronchus (B1)

后段支气管
posterior segmental
bronchus (B2)

前段支气管
anterior segmental
bronchus (B3)

舌叶支气管
lingular bronchus

上舌段支气管
superior lingular
segmental bronchus (4B)

下舌段支气管
inferior lingular
segmental bronchus (B5)

主支气管
principal bronchi

上段支气管
superior
segmental bronchi (B6)

前内底段支气管
anteriomedial basal
segmental bronchus (B7+8)

后底段支气管
posterior basal
segmental bronchi (B10)

外侧底段支气管
lateral basal
segmental bronchus (B9)

图 3-21　肺段支气管 segmental bronchi

- 气管分级:左右主支气管(1级)—叶支气管(2级)—段支气管(3级)。
- 段支气管:右肺 10 支,左肺 8 支。左上叶尖段与后段支气管共干,称尖后段支气管;左下叶前底段和内侧底段支气管常共干,称为前内底段支气管。
- S,M,I:分别为上叶支气管、中叶支气管和下叶支气管。

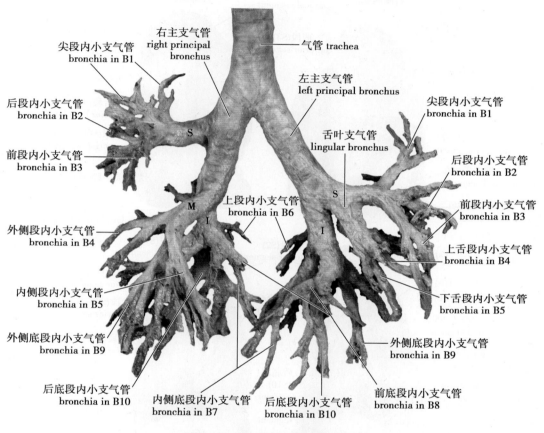

尖段内小支气管
bronchia in B1

右主支气管
right principal
bronchus

气管 trachea

后段内小支气管
bronchia in B2

左主支气管
left principal bronchus

尖段内小支气管
bronchia in B1

前段内小支气管
bronchia in B3

舌叶支气管
lingular bronchus

后段内小支气管
bronchia in B2

上段内小支气管
bronchia in B6

前段内小支气管
bronchia in B3

外侧段内小支气管
bronchia in B4

上舌段内小支气管
bronchia in B4

内侧段内小支气管
bronchia in B5

下舌段内小支气管
bronchia in B5

外侧底段内小支气管
bronchia in B9

外侧底段内小支气管
bronchia in B9

后底段内小支气管
bronchia in B10

内侧底段内小支气管
bronchia in B7

后底段内小支气管
bronchia in B10

前底段内小支气管
bronchia in B8

图 3-22 支气管树 bronchial tree

- 小支气管:肺段支气管再分支,可达约 20 级,统称段内小支气管。管壁的透明软骨随分支逐渐减少,最终消失。
- 支气管树:包括主支气管—叶支气管—段支气管—段内小支气管—细支气管。
- S,M,I:分别为上叶支气管、中叶支气管和下叶支气管。

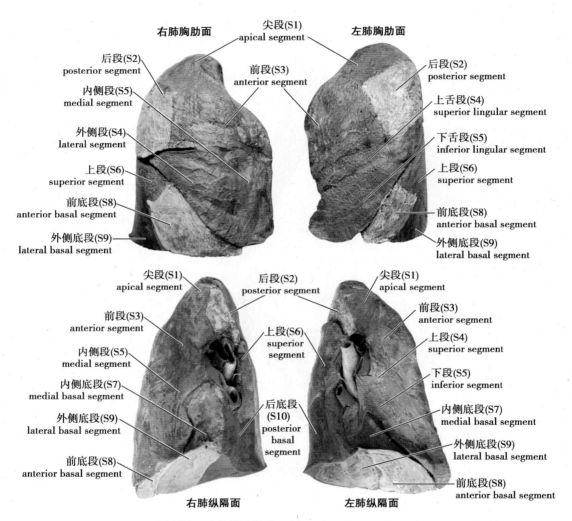

右肺胸肋面

尖段(S1)
apical segment

左肺胸肋面

后段(S2)
posterior segment

前段(S3)
anterior segment

后段(S2)
posterior segment

内侧段(S5)
medial segment

上舌段(S4)
superior lingular segment

外侧段(S4)
lateral segment

下舌段(S5)
inferior lingular segment

上段(S6)
superior segment

上段(S6)
superior segment

前底段(S8)
anterior basal segment

前底段(S8)
anterior basal segment

外侧底段(S9)
lateral basal segment

外侧底段(S9)
lateral basal segment

尖段(S1)
apical segment

后段(S2)
posterior segment

尖段(S1)
apical segment

前段(S3)
anterior segment

上段(S6)
superior segment

前段(S3)
anterior segment

内侧段(S5)
medial segment

上段(S4)
superior segment

内侧底段(S7)
medial basal segment

下段(S5)
inferior segment

外侧底段(S9)
lateral basal segment

后底段(S10)
posterior basal segment

内侧底段(S7)
medial basal segment

前底段(S8)
anterior basal segment

外侧底段(S9)
lateral basal segment

前底段(S8)
anterior basal segment

右肺纵隔面

左肺纵隔面

图 3-23　支气管肺段 bronchopulmonary segments

- 肺段:每个段支气管(第 3 级支气管)及其所属的肺组织,称为一个肺段。每侧各有 10 个肺段,记作 S1 ~ S10。局限于一个肺段的感染,称肺段性肺炎。

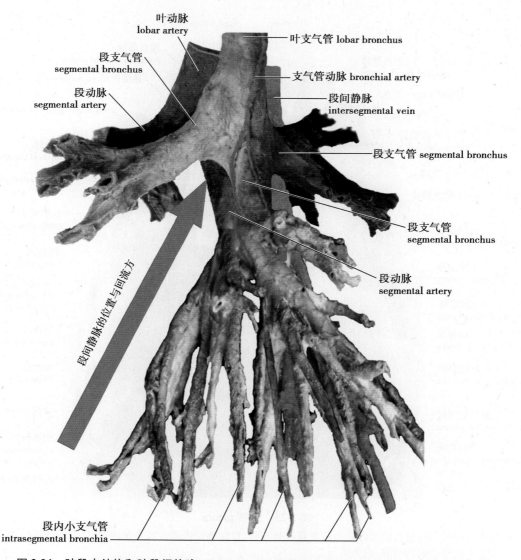

叶动脉
lobar artery

叶支气管 lobar bronchus

段支气管
segmental bronchus

支气管动脉 bronchial artery

段动脉
segmental artery

段间静脉
intersegmental vein

段支气管 segmental bronchus

段支气管
segmental bronchus

段动脉
segmental artery

段间静脉的位置与回流方向

段内小支气管
intrasegmental bronchia

图 3-24　肺段内结构和肺段间静脉 structures in pulmonary segment and intersegmental vein

- 肺动脉：肺的功能性血管，随各级支气管分支，直至肺泡毛细血管。
- 肺静脉：不完全与肺动脉伴行，行于肺段动脉之间，收集相邻肺段的动脉血。
- 支气管动脉：肺和支气管的营养性血管，发自胸主动脉随支气管分支至肺。

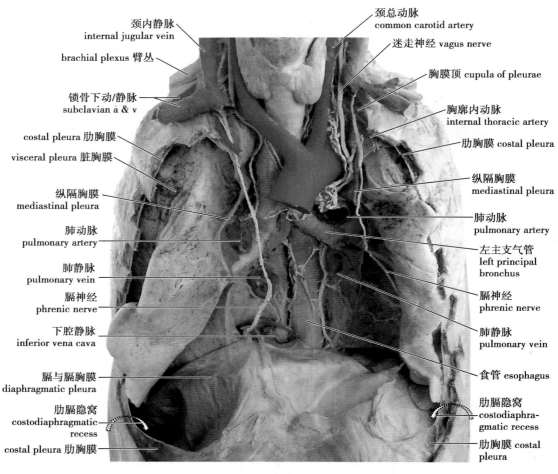

颈内静脉 internal jugular vein
brachial plexus 臂丛
锁骨下动/静脉 subclavian á & v
costal pleura 肋胸膜
visceral pleura 脏胸膜
纵隔胸膜 mediastinal pleura
肺动脉 pulmonary artery
肺静脉 pulmonary vein
膈神经 phrenic nerve
下腔静脉 inferior vena cava
膈与膈胸膜 diaphragmatic pleura
肋膈隐窝 costodiaphragmatic recess
costal pleura 肋胸膜

颈总动脉 common carotid artery
迷走神经 vagus nerve
胸膜顶 cupula of pleurae
胸廓内动脉 internal thoracic artery
肋胸膜 costal pleura
纵隔胸膜 mediastinal pleura
肺动脉 pulmonary artery
左主支气管 left principal bronchus
膈神经 phrenic nerve
肺静脉 pulmonary vein
食管 esophagus
肋膈隐窝 costodiaphragmatic recess
肋胸膜 costal pleura

图 3-25 胸膜 pleura

- 胸膜:薄层浆膜,包在肺表面者为脏胸膜或肺胸膜,衬在胸腔内表面者为壁胸膜,二者在肺根处相互移行形成密闭的胸膜腔,内为负压。
- 壁胸膜:分为肋胸膜,膈胸膜,纵隔胸膜和胸膜顶。胸膜顶高出锁骨达颈根部。
- 肋膈隐窝:肋胸膜与膈胸膜返折处的潜在间隙。胸腔积液时,滞留于此。

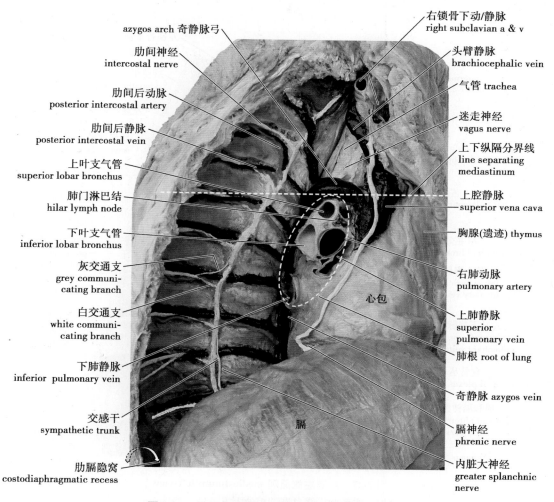

azygos arch 奇静脉弓

肋间神经
intercostal nerve

肋间后动脉
posterior intercostal artery

肋间后静脉
posterior intercostal vein

上叶支气管
superior lobar bronchus

肺门淋巴结
hilar lymph node

下叶支气管
inferior lobar bronchus

灰交通支
grey communi-
cating branch

白交通支
white communi-
cating branch

下肺静脉
inferior pulmonary vein

交感干
sympathetic trunk

肋膈隐窝
costodiaphragmatic recess

右锁骨下动/静脉
right subclavian a & v

头臂静脉
brachiocephalic vein

气管 trachea

迷走神经
vagus nerve

上下纵隔分界线
line separating
mediastinum

上腔静脉
superior vena cava

胸腺(遗迹) thymus

右肺动脉
pulmonary artery

上肺静脉
superior
pulmonary vein

肺根 root of lung

奇静脉 azygos vein

膈神经
phrenic nerve

内脏大神经
greater splanchnic
nerve

心包

膈

图 3-26 纵隔右侧面观 mediastinum right view

- 纵隔分区:左右纵隔胸膜之间的所有结构称纵隔。以胸骨角与第 4 胸椎下缘的连线为界,分为上纵隔和下纵隔。下纵隔以心包为界,分为前、中、后纵隔。
- 纵隔右侧面:中央是右肺根。奇静脉弓绕过肺根上方注入上腔静脉。
- 食管后隐窝:食管下端前移,右侧纵隔胸膜从食管后左移,形成食管后隐窝。

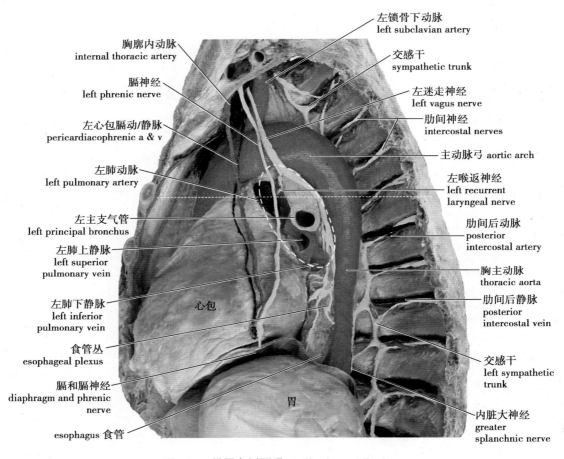

图 3-27 纵隔左侧面观 mediastinum left view

- 纵隔左侧面:中央是左肺根。主动脉弓绕过左肺根的上方。
- 胸腺:位于心包的前上方,青春期最发达,成人胸腺逐渐退化,但仍有发生肿瘤的风险。
- 食管系膜:食管在胸主动脉的前内方下行,末端前移。右侧纵隔胸膜从食管后方与左侧胸膜靠近,形成食管系膜。

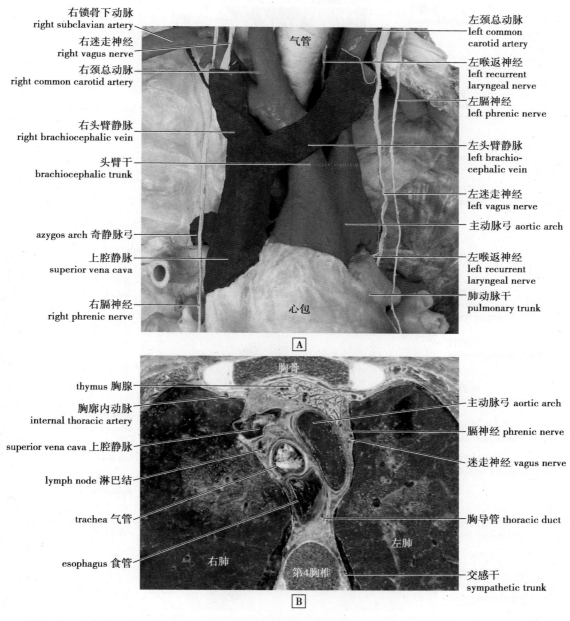

右锁骨下动脉 right subclavian artery
右迷走神经 right vagus nerve
右颈总动脉 right common carotid artery
右头臂静脉 right brachiocephalic vein
头臂干 brachiocephalic trunk
azygos arch 奇静脉弓
上腔静脉 superior vena cava
右膈神经 right phrenic nerve

气管

左颈总动脉 left common carotid artery
左喉返神经 left recurrent laryngeal nerve
左膈神经 left phrenic nerve
左头臂静脉 left brachio-cephalic vein
左迷走神经 left vagus nerve
主动脉弓 aortic arch
左喉返神经 left recurrent laryngeal nerve
肺动脉干 pulmonary trunk

心包

A

thymus 胸腺
胸廓内动脉 internal thoracic artery
superior vena cava 上腔静脉
lymph node 淋巴结
trachea 气管
esophagus 食管

胸骨

主动脉弓 aortic arch
膈神经 phrenic nerve
迷走神经 vagus nerve
胸导管 thoracic duct
交感干 sympathetic trunk

右肺
左肺
第4胸椎

B

图 3-28　上纵隔及其断面（下面观）superior mediastinum and its transverse section（inferior view）

- 上纵隔（A 图）：居胸骨角平面以上。其内容结构分三层。前层包括胸腺、头臂静脉和上腔静脉；中层含主动脉弓及其分支、膈神经和迷走神经；后层有气管、食管和胸导管和左喉返神经。
- 平第 4 胸椎断面（B 图）：显示纵隔内结构的位置关系。

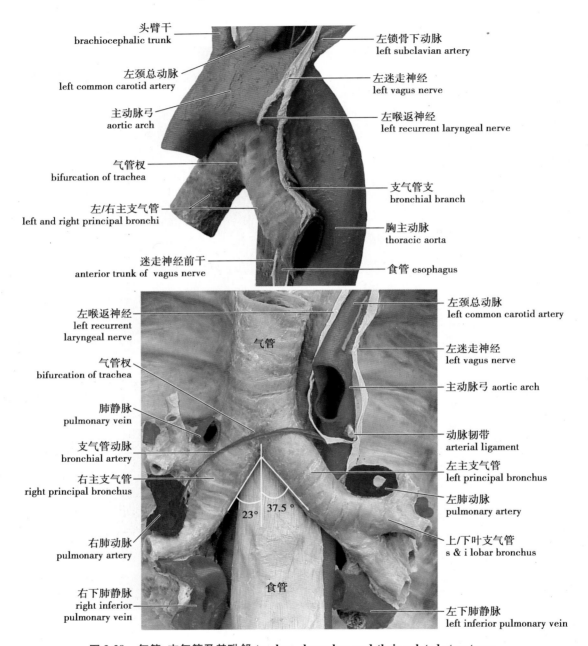

图 3-29　气管、支气管及其毗邻 trachea, bronchus and their related structures

- 气管：男性长约 13.6cm，女性为 11.1cm。右主支气管长 1.9～2.1cm。左主支气管长 4.5～4.8cm。
- 食管：位于气管的后面。左主支气管压迫食管形成左支气管压迹。
- 主动脉弓：绕过左主支气管的上方，压迫食管形成主动脉弓压迹。

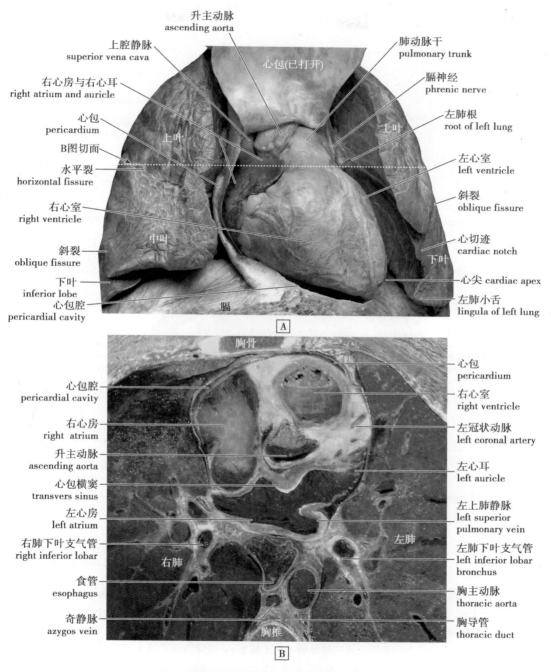

升主动脉
ascending aorta

上腔静脉
superior vena cava

右心房与右心耳
right atrium and auricle

心包
pericardium

B图切面

水平裂
horizontal fissure

右心室
right ventricle

斜裂
oblique fissure

下叶
inferior lobe

心包腔
pericardial cavity

心包(已打开)

肺动脉干
pulmonary trunk

膈神经
phrenic nerve

左肺根
root of left lung

左心室
left ventricle

斜裂
oblique fissure

心切迹
cardiac notch

心尖 cardiac apex

左肺小舌
lingula of left lung

上叶

中叶

膈

左叶

下叶

A

胸骨

心包腔
pericardial cavity

右心房
right atrium

升主动脉
ascending aorta

心包横窦
transvers sinus

左心房
left atrium

右肺下叶支气管
right inferior lobar

食管
esophagus

奇静脉
azygos vein

右肺

胸椎

左肺

心包
pericardium

右心室
right ventricle

左冠状动脉
left coronal artery

左心耳
left auricle

左上肺静脉
left superior
pulmonary vein

左肺下叶支气管
left inferior lobar
bronchus

胸主动脉
thoracic aorta

胸导管
thoracic duct

B

图 3-30　心与心包及其横断面 heart，pericardium and their transverse section

- 中纵隔：心、心包与心包腔所占据的区域。升主动脉、肺动脉和上腔静脉的根部位于心包内（A 图）。
- 平第 6 胸椎体的横断面（下面观，B 图）：显示各心腔及心后纵行管道的位置关系。

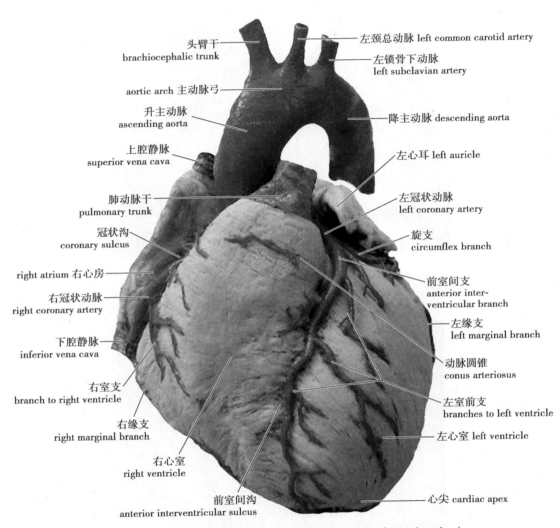

图 3-31 心冠状动脉(前面观) coronary artery of heart(anterior view)

- 右冠状动脉:起自升主动脉的右冠状动脉窦。经冠状沟右行至心的膈面,在房室交点附近,分为后室间支和右旋支。
- 左冠状动脉:起自升主动脉的左冠状动脉窦。主干较短,立即分为前室间支和旋支。

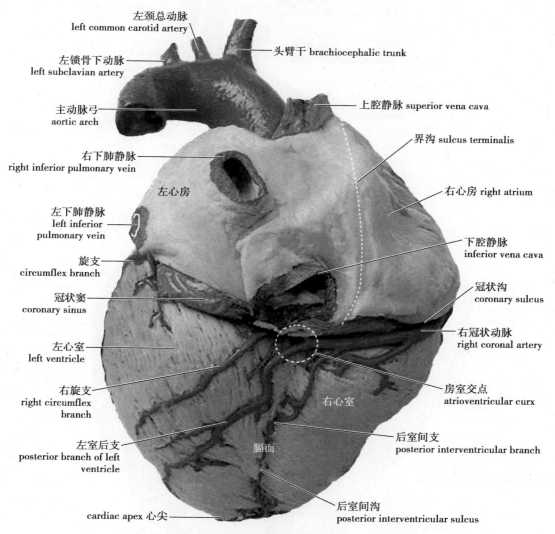

左颈总动脉
left common carotid artery

头臂干 brachiocephalic trunk

左锁骨下动脉
left subclavian artery

主动脉弓
aortic arch

上腔静脉 superior vena cava

界沟 sulcus terminalis

右下肺静脉
right inferior pulmonary vein

左心房

右心房 right atrium

左下肺静脉
left inferior
pulmonary vein

下腔静脉
inferior vena cava

旋支
circumflex branch

冠状窦
coronary sinus

冠状沟
coronary sulcus

右冠状动脉
right coronal artery

左心室
left ventricle

右旋支
right circumflex
branch

房室交点
atrioventricular curx

左室后支
posterior branch of left
ventricle

右心室

后室间支
posterior interventricular branch

膈面

后室间沟
posterior interventricular sulcus

cardiac apex 心尖

图 3-32 心冠状动脉(后面观) coronary artery of heart(posterior view)

- 房室交点:后室间沟与冠状沟的交点。房室结动脉多于房室交点发自右冠状动脉。
- 冠状窦:心的静脉汇合形成的粗短静脉,位于膈面的冠状沟内,以冠状窦口开口于右心房。

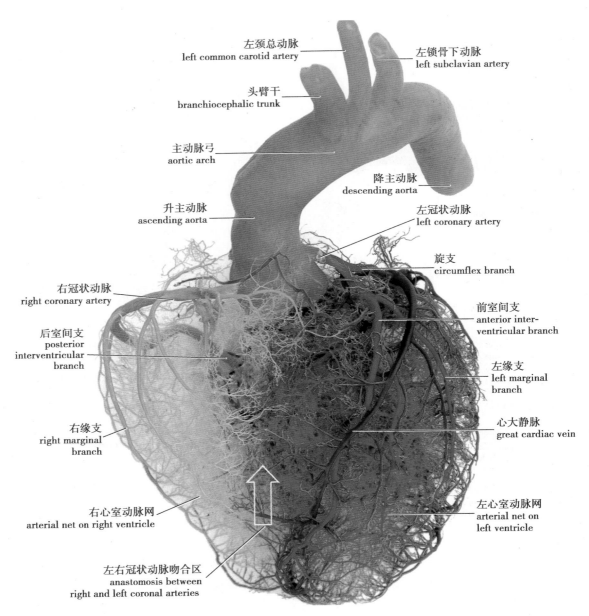

左颈总动脉
left common carotid artery

左锁骨下动脉
left subclavian artery

头臂干
branchiocephalic trunk

主动脉弓
aortic arch

降主动脉
descending aorta

升主动脉
ascending aorta

左冠状动脉
left coronary artery

旋支
circumflex branch

右冠状动脉
right coronary artery

前室间支
anterior inter-
ventricular branch

后室间支
posterior
interventricular
branch

左缘支
left marginal
branch

右缘支
right marginal
branch

心大静脉
great cardiac vein

右心室动脉网
arterial net on right ventricle

左心室动脉网
arterial net on
left ventricle

左右冠状动脉吻合区
anastomosis between
right and left coronal arteries

图 3-33 心的血管（铸型）cardiac vessels（cast）

● 红色＝左冠状动脉及其分支；黄色＝右冠状动脉及其分支；绿色＝心大静脉及其属支。粉色＝主动脉及其分支。

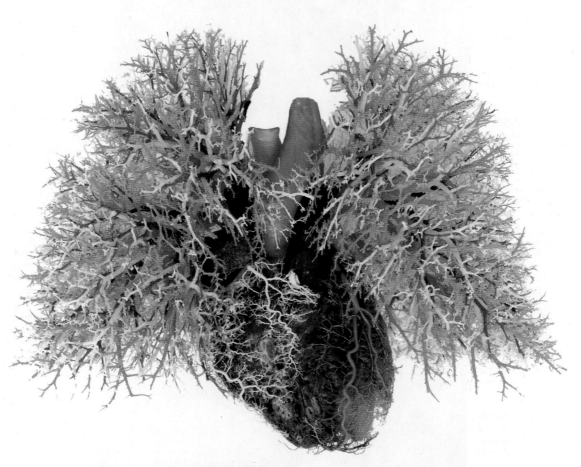

图 3-34 心、肺及其血管(铸型) vessels of heart and lung with bronchi (cast)

- 肺:粉白色=气管支气管树;红色=肺动脉的分支;蓝色=肺静脉的属支。
- 心:蓝色=右心和肺动脉;红色=左冠状动脉与主动脉;黄色=右冠状动脉;绿色=静脉。

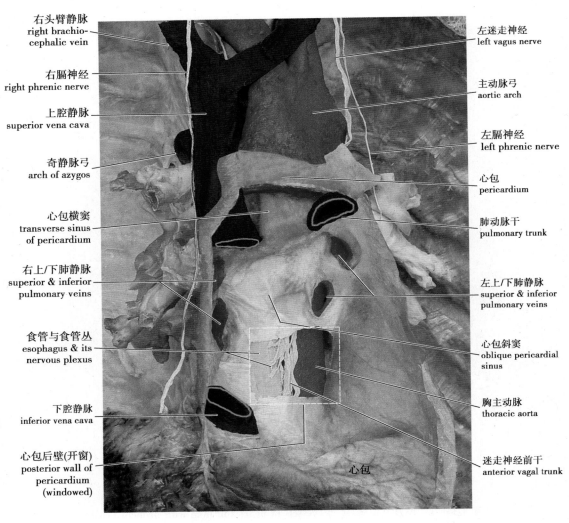

右头臂静脉
right brachio-
cephalic vein

右膈神经
right phrenic nerve

上腔静脉
superior vena cava

奇静脉弓
arch of azygos

心包横窦
transverse sinus
of pericardium

右上/下肺静脉
superior & inferior
pulmonary veins

食管与食管丛
esophagus & its
nervous plexus

下腔静脉
inferior vena cava

心包后壁(开窗)
posterior wall of
pericardium
(windowed)

左迷走神经
left vagus nerve

主动脉弓
aortic arch

左膈神经
left phrenic nerve

心包
pericardium

肺动脉干
pulmonary trunk

左上/下肺静脉
superior & inferior
pulmonary veins

心包斜窦
oblique pericardial
sinus

胸主动脉
thoracic aorta

迷走神经前干
anterior vagal trunk

心包

图 3-35　心包与心包窦 pericardium and pericardial sinus

- 心包:包裹心及其大血管根部的结缔组织纤维囊。外层为纤维性心包;内层为浆膜性心包。浆膜性心包的壁层衬在纤维性心包内面,脏层包在心表面。
- 心包腔:浆膜性心包壁层与脏层相互移行形成的潜在间隙,含少量滑液。
- 心包窦:浆膜性心包脏、壁两层反折处的间隙。包括心包横窦和心包斜窦。

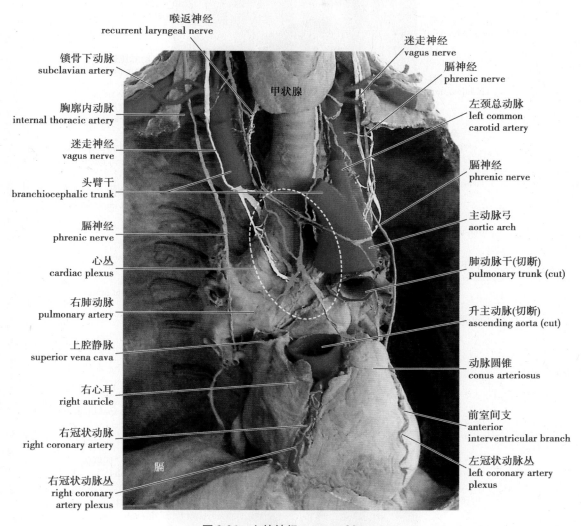

喉返神经
recurrent laryngeal nerve

锁骨下动脉
subclavian artery

胸廓内动脉
internal thoracic artery

迷走神经
vagus nerve

头臂干
branchiocephalic trunk

膈神经
phrenic nerve

心丛
cardiac plexus

右肺动脉
pulmonary artery

上腔静脉
superior vena cava

右心耳
right auricle

右冠状动脉
right coronary artery

右冠状动脉丛
right coronary
artery plexus

甲状腺

迷走神经
vagus nerve

膈神经
phrenic nerve

左颈总动脉
left common
carotid artery

膈神经
phrenic nerve

主动脉弓
aortic arch

肺动脉干(切断)
pulmonary trunk (cut)

升主动脉(切断)
ascending aorta (cut)

动脉圆锥
conus arteriosus

前室间支
anterior
interventricular branch

左冠状动脉丛
left coronary artery
plexus

膈

图 3-36 心的神经 nerves of heart

- 心丛：由自主神经纤维在升主动脉周围交织而成。交感神经来自胸交感干(黄)，副交感神经来自迷走神经(白)。
- 冠状动脉丛：交感神经攀附冠状动脉，分别形成左、右冠状动脉丛。

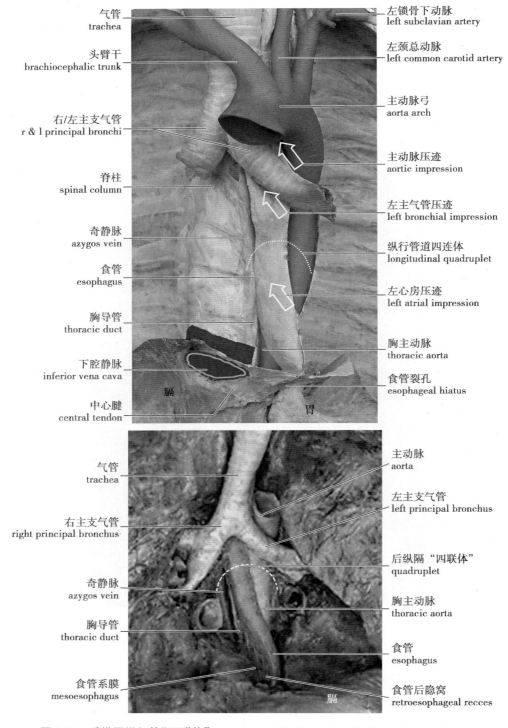

图 3-37 后纵隔纵行管"四联体"posterior mediastinum longitudinal tube quadruplet

- "四联体"：后纵隔内的纵行管道，包括胸主动脉、食管、奇静脉和胸导管。
- 食管的压迹：主动脉压迹、左主气管压迹和左心房压迹（箭头），食管内腔相应狭窄。风湿性心脏病左心房肥大时，食管的左心房压迹增大。

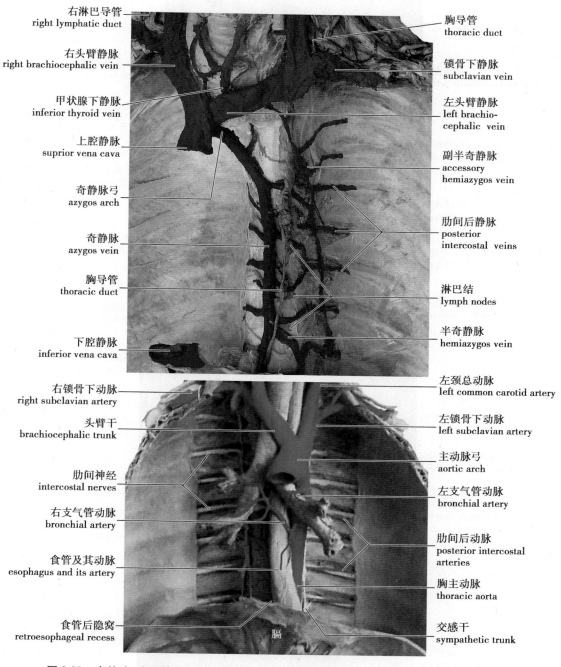

右淋巴导管
right lymphatic duct

右头臂静脉
right brachiocephalic vein

甲状腺下静脉
inferior thyroid vein

上腔静脉
suprior vena cava

奇静脉弓
azygos arch

奇静脉
azygos vein

胸导管
thoracic duct

下腔静脉
inferior vena cava

右锁骨下动脉
right subclavian artery

头臂干
brachiocephalic trunk

肋间神经
intercostal nerves

右支气管动脉
bronchial artery

食管及其动脉
esophagus and its artery

食管后隐窝
retroesophageal recess

胸导管
thoracic duct

锁骨下静脉
subclavian vein

左头臂静脉
left brachio-
cephalic vein

副半奇静脉
accessory
hemiazygos vein

肋间后静脉
posterior
intercostal veins

淋巴结
lymph nodes

半奇静脉
hemiazygos vein

左颈总动脉
left common carotid artery

左锁骨下动脉
left subclavian artery

主动脉弓
aortic arch

左支气管动脉
bronchial artery

肋间后动脉
posterior intercostal
arteries

胸主动脉
thoracic aorta

交感干
sympathetic trunk

膈

图 3-38　奇静脉、胸导管及胸后壁结构 azygos，thoracic duct and posterior thoracic wall

- 奇静脉：腰升静脉的延续，接受半奇静脉和副半奇静脉。是腹后壁、胸后壁的主要静脉。
- 胸导管：在第 1 腰椎前面起自乳糜池，沿脊柱上升，末端在颈部注入左颈静脉角。引流全身 3/4 淋巴液。
- 胸主动脉：发出肋间后动脉、支气管动脉和食管动脉。

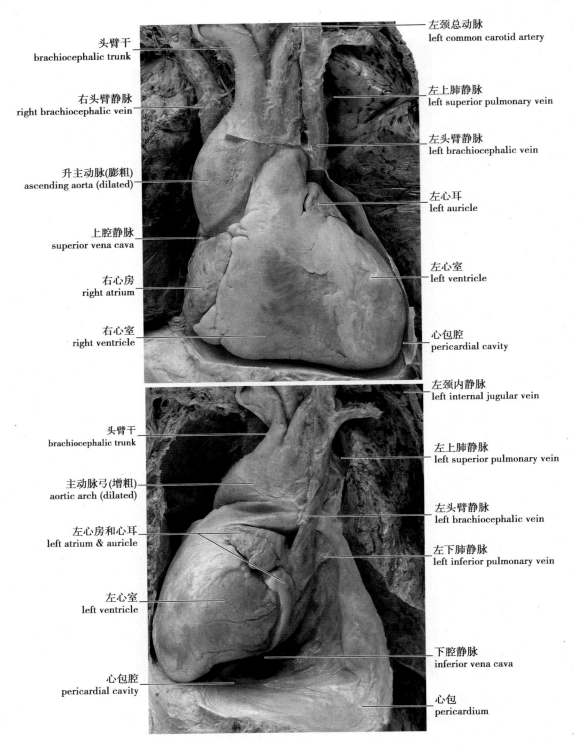

左颈总动脉
left common carotid artery

头臂干
brachiocephalic trunk

左上肺静脉
left superior pulmonary vein

右头臂静脉
right brachiocephalic vein

左头臂静脉
left brachiocephalic vein

升主动脉(膨粗)
ascending aorta (dilated)

左心耳
left auricle

上腔静脉
superior vena cava

左心室
left ventricle

右心房
right atrium

右心室
right ventricle

心包腔
pericardial cavity

左颈内静脉
left internal jugular vein

头臂干
brachiocephalic trunk

左上肺静脉
left superior pulmonary vein

主动脉弓(增粗)
aortic arch (dilated)

左头臂静脉
left brachiocephalic vein

左心房和心耳
left atrium & auricle

左下肺静脉
left inferior pulmonary vein

左心室
left ventricle

下腔静脉
inferior vena cava

心包腔
pericardial cavity

心包
pericardium

图 3-39　上腔静脉缺如(罕见异常) a rare variation having no superior vena cava

- 上腔静脉缺如:右头臂静脉向下延伸注入右心房;左头臂静脉向下穿入心包注入左心房。注入前接受了左上、下肺静脉。

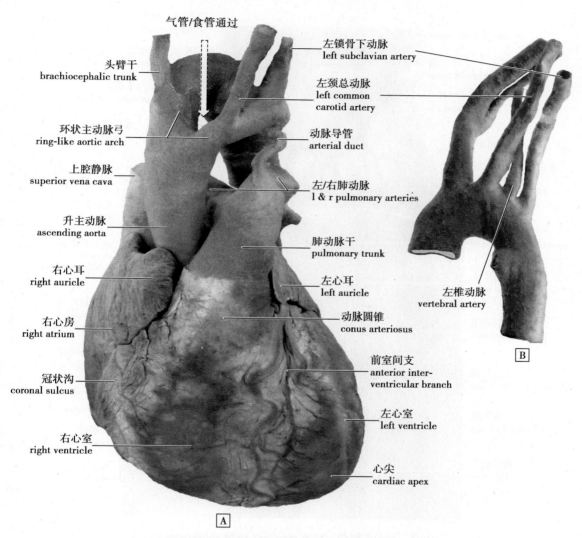

气管/食管通过

头臂干
brachiocephalic trunk

环状主动脉弓
ring-like aortic arch

上腔静脉
superior vena cava

升主动脉
ascending aorta

右心耳
right auricle

右心房
right atrium

冠状沟
coronal sulcus

右心室
right ventricle

左锁骨下动脉
left subclavian artery

左颈总动脉
left common
carotid artery

动脉导管
arterial duct

左/右肺动脉
l & r pulmonary arteries

肺动脉干
pulmonary trunk

左心耳
left auricle

动脉圆锥
conus arteriosus

前室间支
anterior inter-
ventricular branch

左心室
left ventricle

心尖
cardiac apex

左椎动脉
vertebral artery

A

B

图 3-40　大动脉变异 variations of great arteries

- 环状主动脉弓(A 图):主动脉弓呈环形,环内穿行气管和食管。头臂干由环的后部发出;左颈总动脉和左锁骨下动脉由环的前部发出。
- 异位椎动脉(B 图):左侧椎动脉发自左颈总动脉与左锁骨下动脉之间。

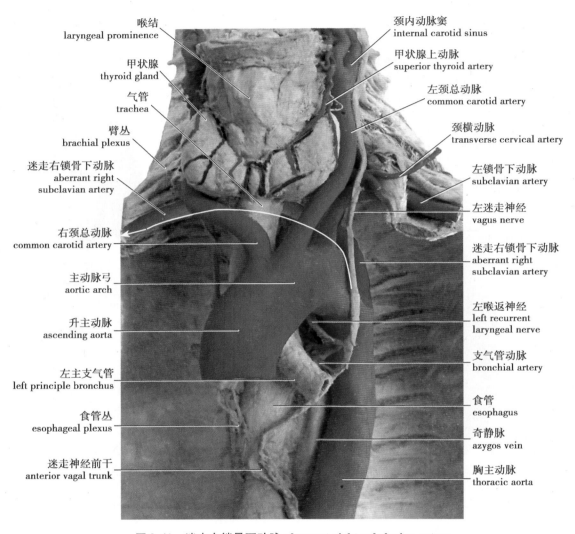

图 3-41 迷走右锁骨下动脉 aberrant right subclavian artery

- 迷走右锁骨下动脉:作为主动脉弓的第 4 个分支起自左锁骨下动脉的左侧,向右上后,经食管的后方进入右侧前斜角肌间隙的正常行程。
- 临床意义:迷走右锁骨下动脉是胚胎时期弓动脉演化异常所致,无功能障碍。但可压迫食管,钡餐检查时,可见局部食管黏膜皱襞弯曲,需注意勿误判。

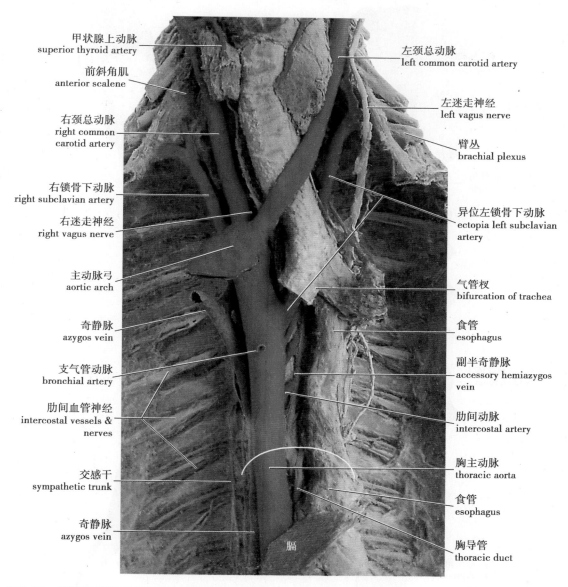

甲状腺上动脉
superior thyroid artery

前斜角肌
anterior scalene

右颈总动脉
right common
carotid artery

右锁骨下动脉
right subclavian artery

右迷走神经
right vagus nerve

主动脉弓
aortic arch

奇静脉
azygos vein

支气管动脉
bronchial artery

肋间血管神经
intercostal vessels &
nerves

交感干
sympathetic trunk

奇静脉
azygos vein

左颈总动脉
left common carotid artery

左迷走神经
left vagus nerve

臂丛
brachial plexus

异位左锁骨下动脉
ectopia left subclavian
artery

气管杈
bifurcation of trachea

食管
esophagus

副半奇静脉
accessory hemiazygos
vein

肋间动脉
intercostal artery

胸主动脉
thoracic aorta

食管
esophagus

胸导管
thoracic duct

膈

图 3-42 锁骨下动脉变异与后纵隔纵管毗邻位置异常 variations of subclavian arteries and abnormal position of longitudinal structures

- 锁骨下动脉起始异常：右侧起自主动脉弓；左侧起自胸主动脉，向上经食管的后方上行。
- 主动脉弓与气管杈的位置关系异常：主动脉弓移到了气管杈的右侧。
- 后纵隔"四联体"位置关系异常：胸主动脉异位到食管的右侧。

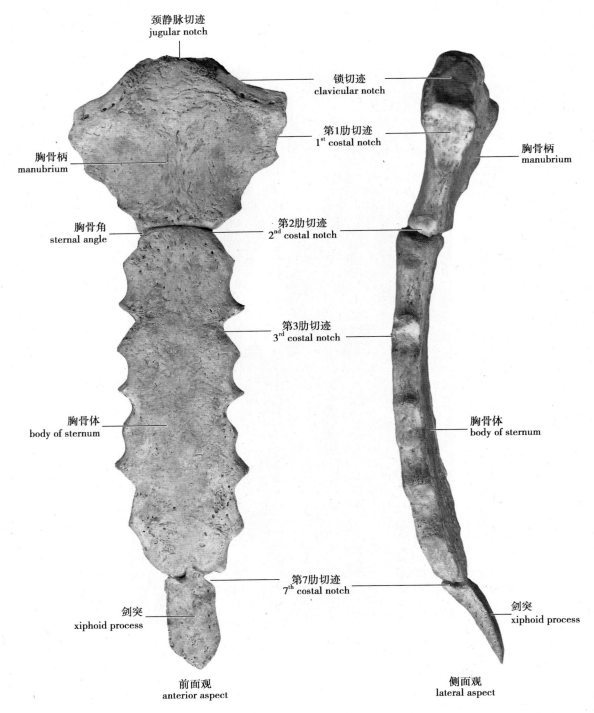

图 3-43　胸骨 sternum

- 胸骨角：胸骨柄与胸骨体的结合部，向前微凸。两侧接第 2 肋软骨，是肋定位的标志。
- 胸剑联合：剑突与胸骨体结合部，与第 7 肋软骨相接。
- 年龄变化：胸骨三部分之间以软骨相连，中年后逐渐形成骨性结合。

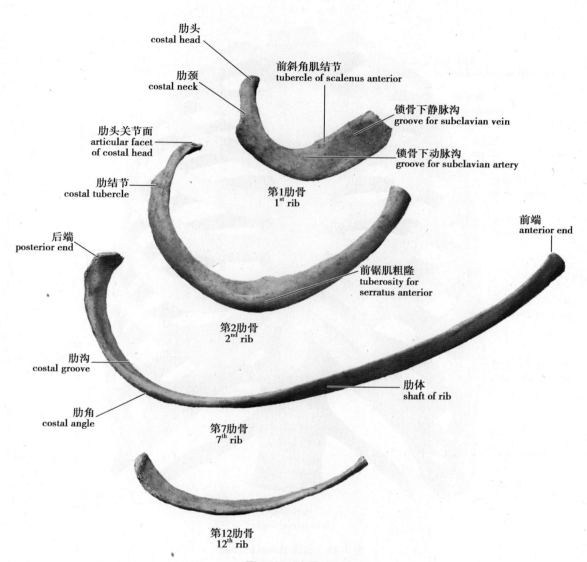

肋头
costal head

前斜角肌结节
tubercle of scalenus anterior

肋颈
costal neck

锁骨下静脉沟
groove for subclavian vein

肋头关节面
articular facet
of costal head

锁骨下动脉沟
groove for subclavian artery

肋结节
costal tubercle

第1肋骨
1st rib

前端
anterior end

后端
posterior end

前锯肌粗隆
tuberosity for
serratus anterior

第2肋骨
2nd rib

肋沟
costal groove

肋体
shaft of rib

肋角
costal angle

第7肋骨
7th rib

第12肋骨
12th rib

图 3-44　肋骨 rib

- 肋:包括肋骨与肋软骨。肋骨共 12 对。肋骨的前端接肋软骨。
- 真肋、假肋与浮肋:真肋包括第 1~7 肋,连结胸骨;假肋为第 8~10 肋,形成肋弓;浮肋是第 11、12 肋,末端游离。

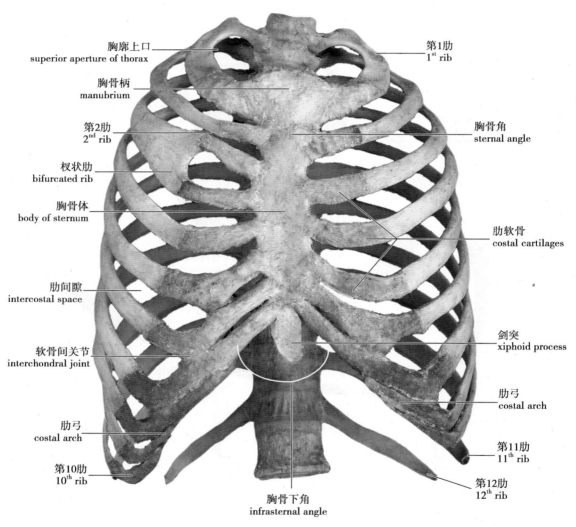

胸廓上口
superior aperture of thorax

胸骨柄
manubrium

第2肋
2nd rib

杈状肋
bifurcated rib

胸骨体
body of sternum

肋间隙
intercostal space

软骨间关节
interchondral joint

肋弓
costal arch

第10肋
10th rib

第1肋
1st rib

胸骨角
sternal angle

肋软骨
costal cartilages

剑突
xiphoid process

肋弓
costal arch

第11肋
11th rib

第12肋
12th rib

胸骨下角
infrasternal angle

图 3-45　胸廓 thoracic cage

- 胸廓:由第 1~12 胸椎、第 1~12 对肋和胸骨构成,有上、下二口。各肋后端与椎骨和椎间盘形成肋椎关节;第 1~7 肋前端与胸骨形成胸肋关节;第 8~10 肋形成肋弓;第 11、12 肋前端游离。
- 杈状肋:肋的变异形式之一。此标本右侧第 3 肋骨前端变宽分杈,由两条肋软骨接胸骨。第 2 肋相应变细。

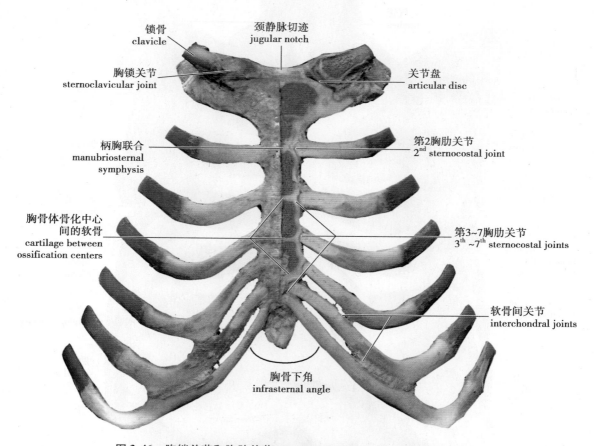

图 3-46 胸锁关节和胸肋关节 sternoclavicular and sternocostal joints

- 胸锁关节:由锁骨内侧端与胸骨的锁切迹及第一肋软骨的上面构成,囊内有关节盘,活动灵活。
- 胸肋关节:由肋软骨与胸骨肋切迹构成,属微动关节。

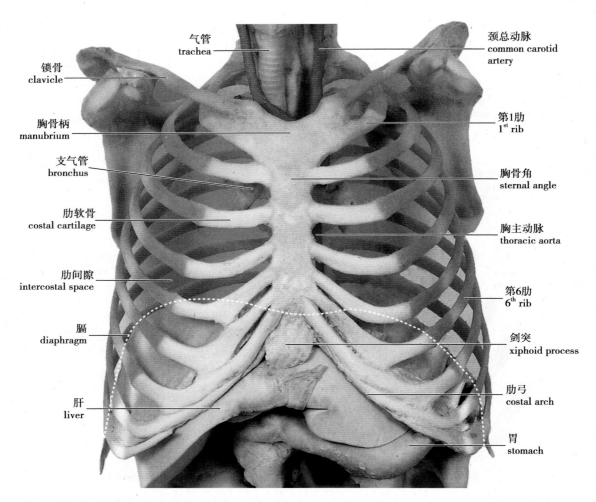

气管
trachea

颈总动脉
common carotid
artery

锁骨
clavicle

第1肋
1st rib

胸骨柄
manubrium

支气管
bronchus

胸骨角
sternal angle

肋软骨
costal cartilage

胸主动脉
thoracic aorta

肋间隙
intercostal space

第6肋
6th rib

膈
diaphragm

剑突
xiphoid process

肝
liver

肋弓
costal arch

胃
stomach

图 3-47 胸廓与上腹部器官的关系 relationship between thoracic cage and organs in epigastrium

- 注意:胸廓的范围大于胸腔。膈附着于胸廓下口,膈穹窿凸于胸廓内,腹腔内的肝、胃、脾等器官受胸廓保护。

第四章

腹　部

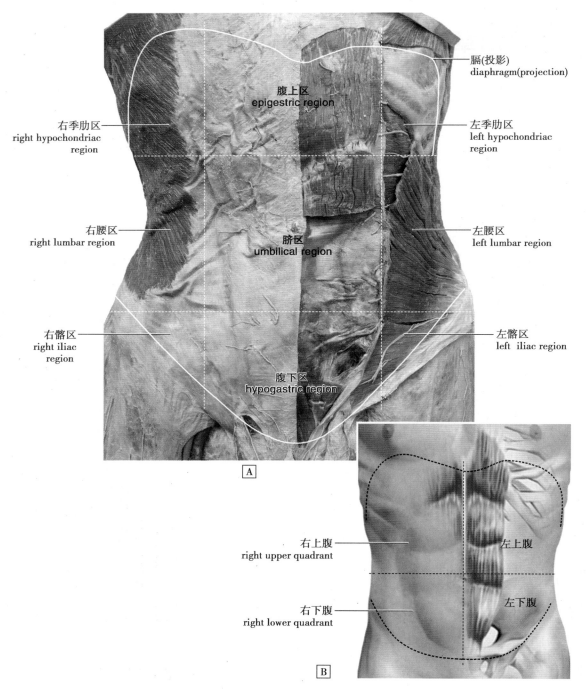

图 4-1 腹部分区与腹前外侧壁肌配布 regions of abdomen and musculature on anterirolateral abdominal wall

- 九分法（A图）：左、右垂线，通过腹股沟中点；上横线，平肋弓最低点，下横线过两侧髂结节。
- 四分法（B图）：通过脐做垂直线和水平线。

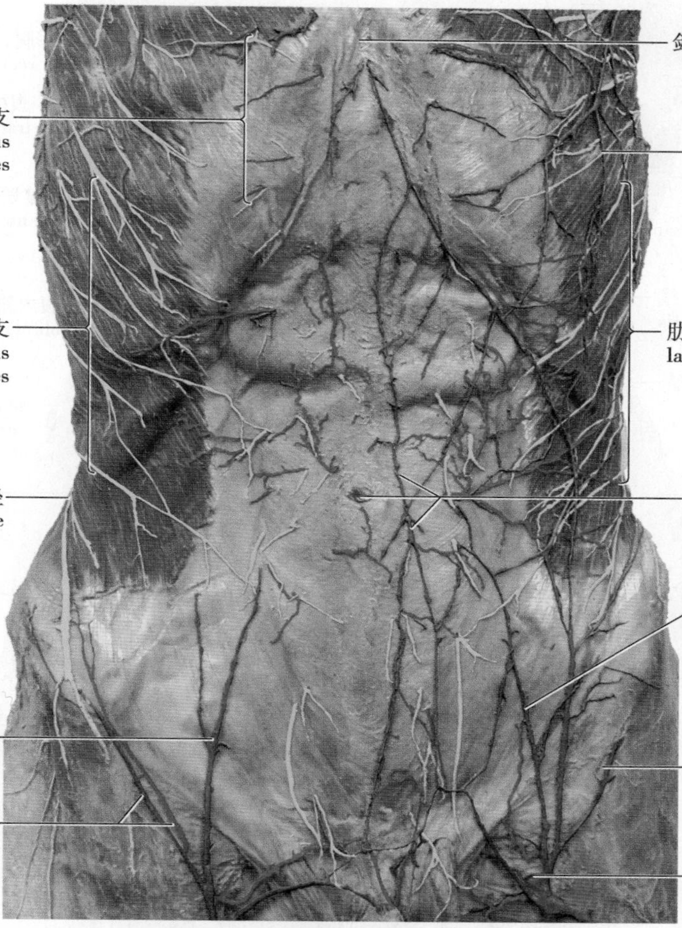

图 4-2 腹前外侧壁皮神经和浅血管 cutaneous nerves and vessels on anterirolateral abdominal wall

- 肋间神经:第8胸神经(T_8)分布至肋弓中点平面;T_{10}至脐平面;T_{12}至脐与耻骨联合中点平面。
- 脐周静脉网和胸腹壁浅静脉:位于脐周围和躯干侧壁的浅筋膜内,二者连结了上、下腔静脉系。
- 腹股沟区浅动脉:旋髂浅动脉和腹壁浅动脉,可用作建立带蒂皮瓣。

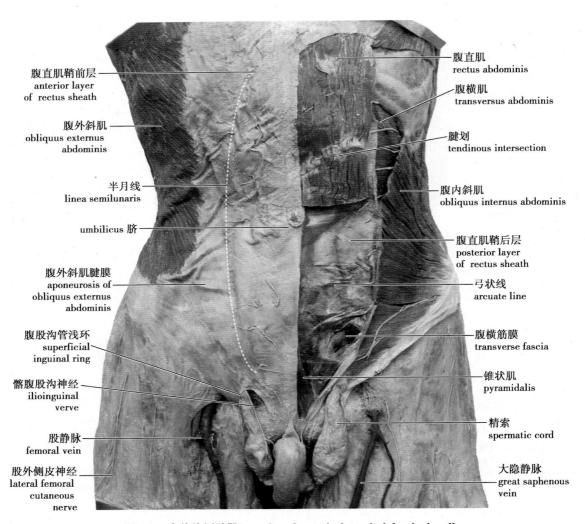

图 4-3　腹前外侧壁肌 muscles of anterirolateral abdominal wall

- 腹壁肌配布：中线的两侧为一对腹直肌，外侧有腹外斜肌、腹内斜肌和腹横肌，肌纤维呈三合板状交错。
- 腹壁肌特点：深筋膜薄弱疏松，具延展性，利于饱食、妊娠等生理性膨胀。而腹直肌及腹直肌鞘则限制腹腔过度扩张。

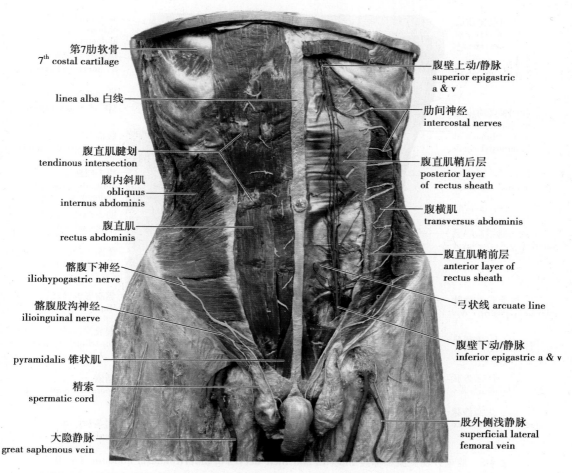

第7肋软骨
7th costal cartilage

linea alba 白线

腹直肌腱划
tendinous intersection

腹内斜肌
obliquus
internus abdominis

腹直肌
rectus abdominis

髂腹下神经
iliohypogastric nerve

髂腹股沟神经
ilioinguinal nerve

pyramidalis 锥状肌

精索
spermatic cord

大隐静脉
great saphenous vein

腹壁上动/静脉
superior epigastric
a & v

肋间神经
intercostal nerves

腹直肌鞘后层
posterior layer
of rectus sheath

腹横肌
transversus abdominis

腹直肌鞘前层
anterior layer of
rectus sheath

弓状线 arcuate line

腹壁下动/静脉
inferior epigastric a & v

股外侧浅静脉
superficial lateral
femoral vein

图 4-4 腹前外侧壁肌与血管 muscles and their vessels of anterirolateral abdominal wall

● 动脉配布:腹壁上动脉和腹壁下动脉,居腹直肌后面;腰动脉四对,节段性供应腹后壁及腹外侧壁。

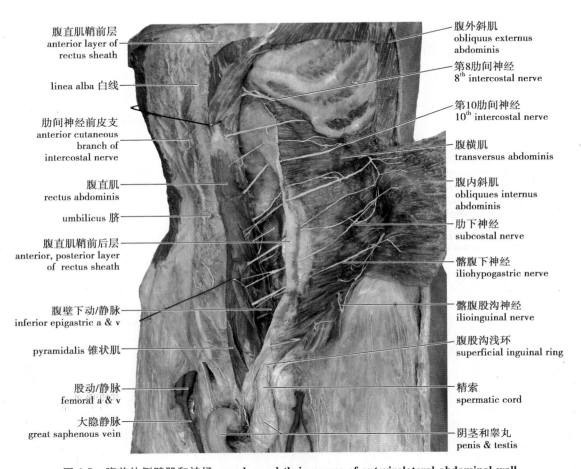

腹直肌鞘前层
anterior layer of
rectus sheath

linea alba 白线

肋间神经前皮支
anterior cutaneous
branch of
intercostal nerve

腹直肌
rectus abdominis

umbilicus 脐

腹直肌鞘前后层
anterior, posterior layer
of rectus sheath

腹壁下动/静脉
inferior epigastric a & v

pyramidalis 锥状肌

股动/静脉
femoral a & v

大隐静脉
great saphenous vein

腹外斜肌
obliquus externus
abdominis

第8肋间神经
8th intercostal nerve

第10肋间神经
10th intercostal nerve

腹横肌
transversus abdominis

腹内斜肌
obliquues internus
abdominis

肋下神经
subcostal nerve

髂腹下神经
iliohypogastric nerve

髂腹股沟神经
ilioinguinal nerve

腹股沟浅环
superficial inguinal ring

精索
spermatic cord

阴茎和睾丸
penis & testis

图 4-5　腹前外侧壁肌和神经 muscles and their nerves of anterirolateral abdominal wall

- 神经支配:包括第 8 ~ 11 肋间神经、肋下神经、髂腹下神经和髂腹股沟神经,位于腹内斜肌与腹横肌之间。

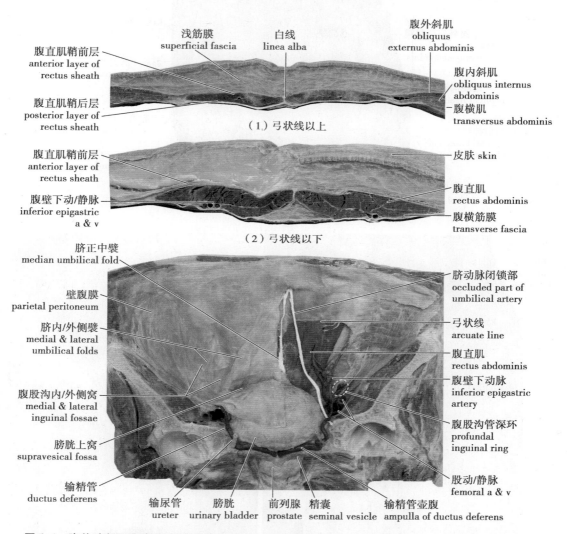

浅筋膜
superficial fascia

白线
linea alba

腹外斜肌
obliquus
externus abdominis

腹直肌鞘前层
anterior layer of
rectus sheath

腹内斜肌
obliquus internus
abdominis

腹横肌
transversus abdominis

腹直肌鞘后层
posterior layer of
rectus sheath

（1）弓状线以上

腹直肌鞘前层
anterior layer of
rectus sheath

皮肤 skin

腹壁下动/静脉
inferior epigastric
a & v

腹直肌
rectus abdominis

腹横筋膜
transverse fascia

（2）弓状线以下

脐正中襞
median umbilical fold

脐动脉闭锁部
occluded part of
umbilical artery

壁腹膜
parietal peritoneum

弓状线
arcuate line

脐内/外侧襞
medial & lateral
umbilical folds

腹直肌
rectus abdominis

腹壁下动脉
inferior epigastric
artery

腹股沟内/外侧窝
medial & lateral
inguinal fossae

腹股沟管深环
profundal
inguinal ring

膀胱上窝
supravesical fossa

输精管
ductus deferens

股动/静脉
femoral a & v

输尿管
ureter

膀胱
urinary bladder

前列腺
prostate

精囊
seminal vesicle

输精管壶腹
ampulla of ductus deferens

图 4-6 腹前壁断面和腹前壁后面 transverse section and posterior view of anterior abdominal wall

- 浅筋膜：浅层为脂肪层，称 Camper 筋膜，有储脂功能；深层为膜性层，称 Scarpa 筋膜。
- 弓状线：脐下 4～5cm 处，腹直肌鞘的后层纤维移至前层，形成的弓形游离缘。弓状线以下腹直肌鞘无后壁，适于腹直肌舒缩，利于膀胱充盈与排空。

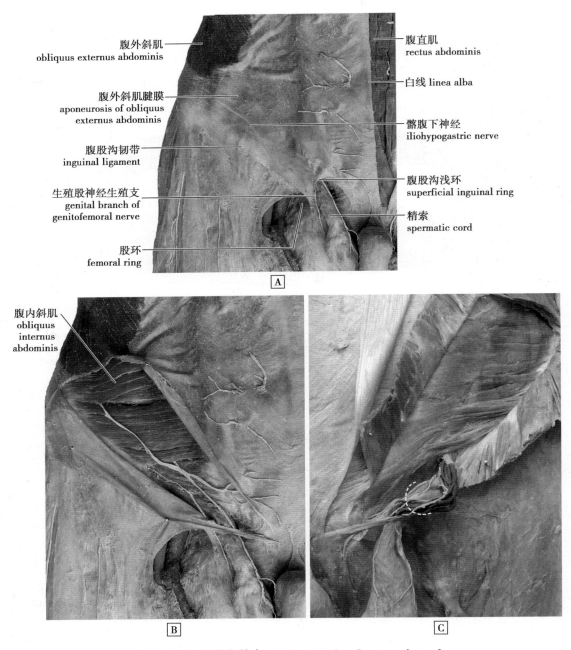

腹外斜肌
obliquus externus abdominis

腹外斜肌腱膜
aponeurosis of obliquus externus abdominis

腹股沟韧带
inguinal ligament

生殖股神经生殖支
genital branch of genitofemoral nerve

股环
femoral ring

腹直肌
rectus abdominis

白线 linea alba

髂腹下神经
iliohypogastric nerve

腹股沟浅环
superficial inguinal ring

精索
spermatic cord

A

腹内斜肌
obliquus internus abdominis

B

C

图 4-7　腹股沟管与精索 inguinal canal and spermatic cord

- 腹股沟管：有前、后、上、下四壁和内外二口。管内男性有精索；女性为子宫圆韧带。
- 精索：从腹股沟管腹环至睾丸上端的圆索状结构。内含输精管、神经血管及淋巴管等（弧线内）。
- 图 A ~ C 由浅至深显示腹股沟区结构。

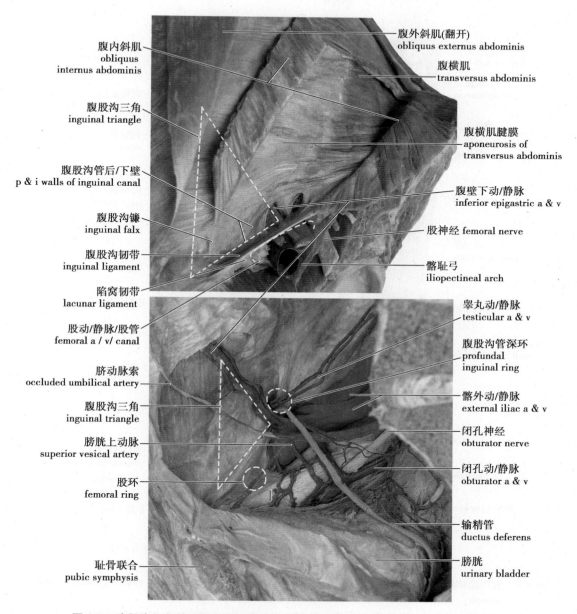

图 4-8　腹股沟三角的外面和内面观 external and internal view of inguinal triangle

腹内斜肌 obliquus internus abdominis

腹股沟三角 inguinal triangle

腹股沟管后/下壁 p & i walls of inguinal canal

腹股沟镰 inguinal falx

腹股沟韧带 inguinal ligament

陷窝韧带 lacunar ligament

股动/静脉/股管 femoral a / v/ canal

脐动脉索 occluded umbilical artery

腹股沟三角 inguinal triangle

膀胱上动脉 superior vesical artery

股环 femoral ring

耻骨联合 pubic symphysis

腹外斜肌(翻开) obliquus externus abdominis

腹横肌 transversus abdominis

腹横肌腱膜 aponeurosis of transversus abdominis

腹壁下动/静脉 inferior epigastric a & v

股神经 femoral nerve

髂耻弓 iliopectineal arch

睾丸动/静脉 testicular a & v

腹股沟管深环 profundal inguinal ring

髂外动/静脉 external iliac a & v

闭孔神经 obturator nerve

闭孔动/静脉 obturator a & v

输精管 ductus deferens

膀胱 urinary bladder

- 腹股沟三角(Hesselbach 三角):由腹直肌外侧缘、腹股沟韧带和腹壁下动脉围成。
- 腹股沟镰:腹内斜肌腱膜与腹横肌腱膜在腹直肌下外侧愈合而成的结构,构成腹股沟管后壁的一部分。

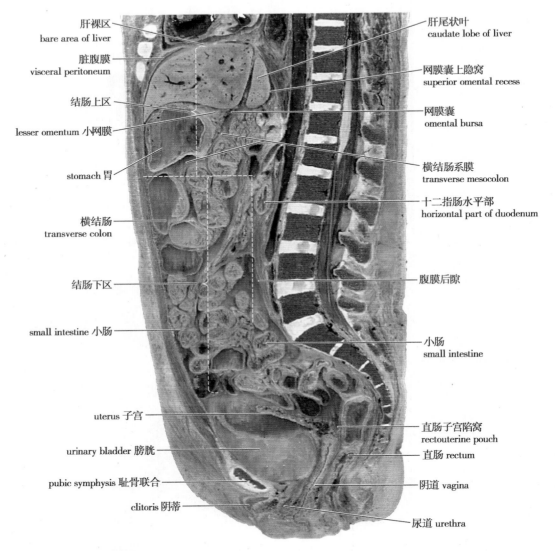

肝裸区
bare area of liver

肝尾状叶
caudate lobe of liver

脏腹膜
visceral peritoneum

网膜囊上隐窝
superior omental recess

结肠上区

网膜囊
omental bursa

lesser omentum 小网膜

stomach 胃

横结肠系膜
transverse mesocolon

横结肠
transverse colon

十二指肠水平部
horizontal part of duodenum

结肠下区

腹膜后隙

small intestine 小肠

小肠
small intestine

uterus 子宫

直肠子宫陷窝
rectouterine pouch

urinary bladder 膀胱

直肠 rectum

pubic symphysis 耻骨联合

阴道 vagina

clitoris 阴蒂

尿道 urethra

图 4-9 腹内结构概观(正中矢状断面)general survey of organs in abdominal cavity(median sagittal section）

- 腹腔:由腹壁、膈围成。腹膜腔:壁腹膜与脏腹膜相互移行围成的潜在性腔隙,男性密闭,女性通过生殖管道与外界相通。
- 腹内分区:横结肠为界,分为结肠上区、结肠下区;腹后壁腹膜后面称腹膜后隙。

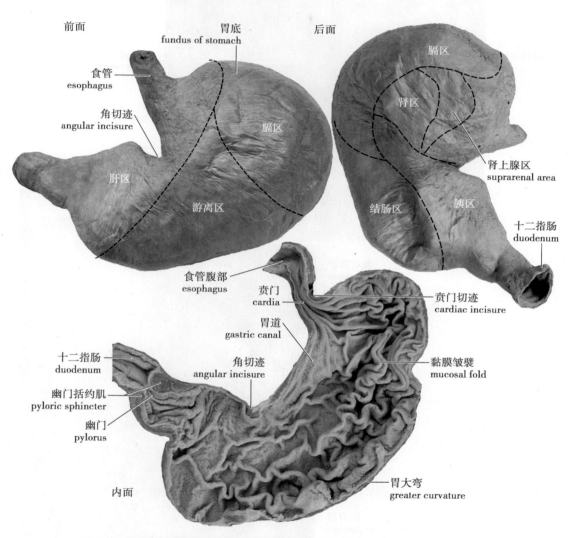

图 4-10　胃的毗邻与内部构造 juxtaposition of stomach and its inner structure

- 结肠上区内器官:食管(约2cm)、胃、肝及肝外胆道、脾。
- 胃道:胃小弯内黏膜皱襞之间的沟。胃充盈状态饮水时,水沿胃道入十二指肠。

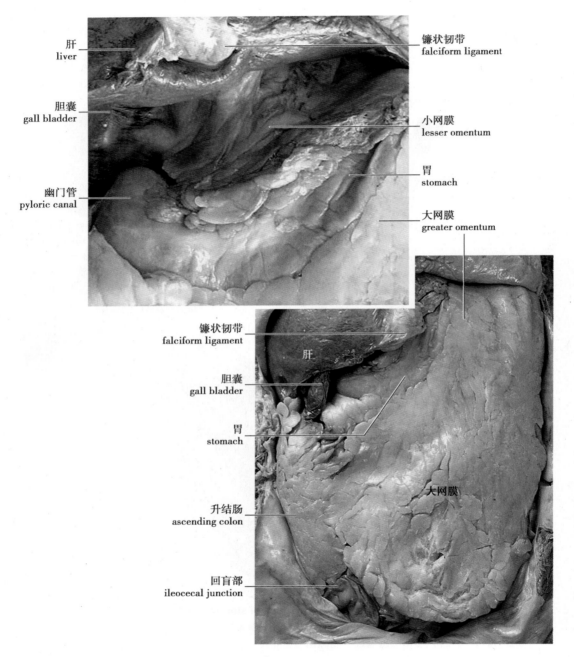

肝
liver

胆囊
gall bladder

幽门管
pyloric canal

镰状韧带
falciform ligament

小网膜
lesser omentum

胃
stomach

大网膜
greater omentum

镰状韧带
falciform ligament

胆囊
gall bladder

肝

胃
stomach

升结肠
ascending colon

回盲部
ileocecal junction

大网膜

图 4-11　胃及其网膜 stomach and its omentums

- 大网膜:连于胃大弯与横结肠之间,呈围裙样覆盖于小肠肠袢的前面。大网膜能纠集包裹炎性结构,故有"腹腔卫士"之称。
- 小网膜:连于胃小弯及十二指肠上部与肝门之间,分为肝胃韧带和肝十二指肠韧带。

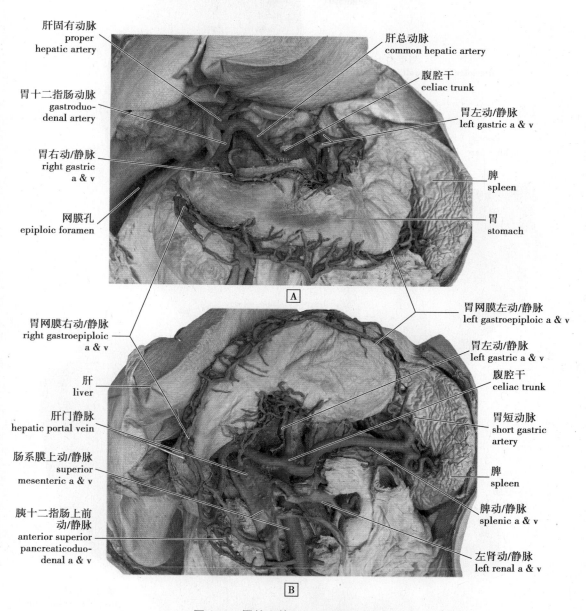

肝固有动脉
proper
hepatic artery

胃十二指肠动脉
gastroduo-
denal artery

胃右动/静脉
right gastric
a & v

网膜孔
epiploic foramen

肝总动脉
common hepatic artery

腹腔干
celiac trunk

胃左动/静脉
left gastric a & v

脾
spleen

胃
stomach

A

胃网膜右动/静脉
right gastroepiploic
a & v

肝
liver

肝门静脉
hepatic portal vein

肠系膜上动/静脉
superior
mesenteric a & v

胰十二指肠上前
动/静脉
anterior superior
pancreaticoduo-
denal a & v

胃网膜左动/静脉
left gastroepiploic a & v

胃左动/静脉
left gastric a & v

腹腔干
celiac trunk

胃短动脉
short gastric
artery

脾
spleen

脾动/静脉
splenic a & v

左肾动/静脉
left renal a & v

B

图 4-12　胃的血管 vessels of stomach

- 胃的血管:胃的动脉来自腹腔干的分支,沿胃大弯和胃小弯分布;胃的静脉回流入肝门静脉系。
- 图 A 和图 B:胃的前面和胃的后面。

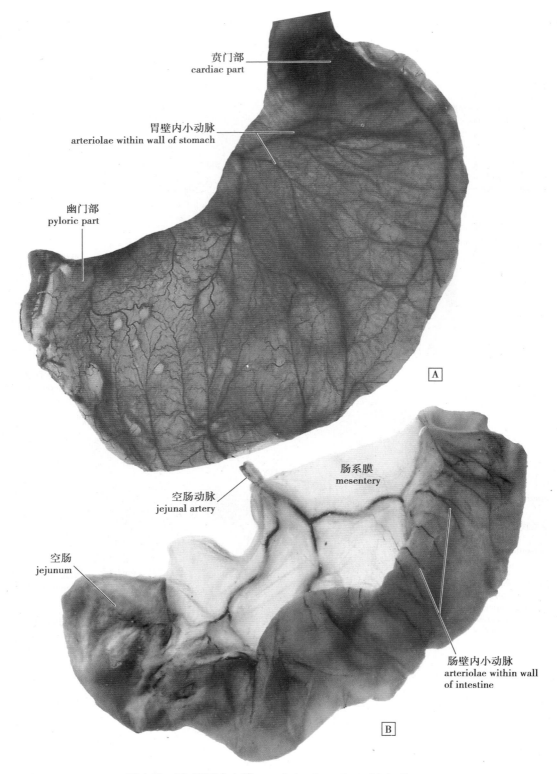

贲门部
cardiac part

胃壁内小动脉
arteriolae within wall of stomach

幽门部
pyloric part

A

空肠动脉
jejunal artery

肠系膜
mesentery

空肠
jejunum

肠壁内小动脉
arteriolae within wall
of intestine

B

图 4-13　胃、肠壁内血管 vessels in stomach and intestine

● 腹部血管用乳胶灌注后,制成透明标本,显示胃壁(A 图)和肠壁内(B 图)的动脉。

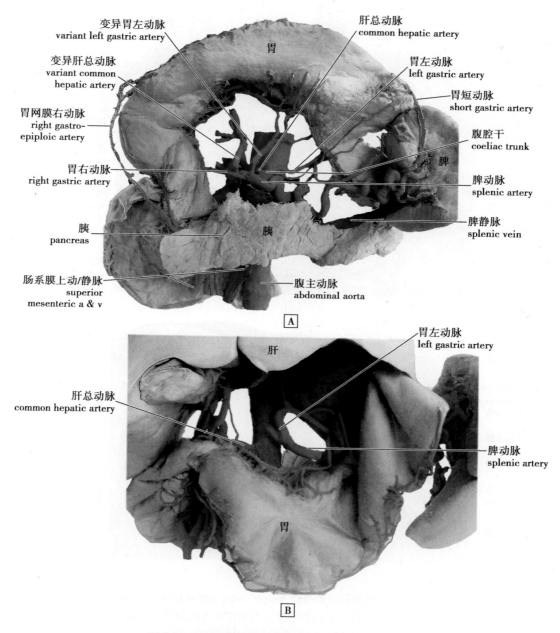

图 4-14 胃动脉的变异 variant arteries of stomach

- 双胃左动脉和双肝总动脉（A 图）。
- 无腹腔干（B 图）：肝总动脉单独、胃左动脉与脾动脉共干发自腹主动脉。

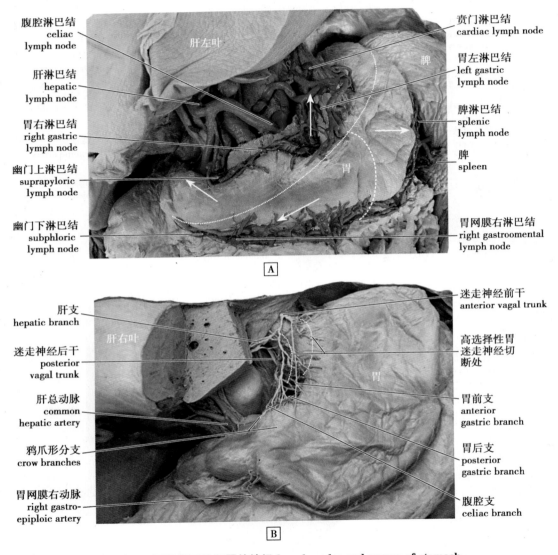

图 4-15 胃的淋巴结和胃的神经 lymph nodes and nerves of stomach

- 胃的淋巴结与淋巴引流(A 图):胃的淋巴结沿胃大弯和胃小弯的静脉分布,淋巴引流如箭头所示(半模式图)。
- 胃的神经(B 图):包括副交感神经(迷走神经)、交感神经和内脏感觉神经。

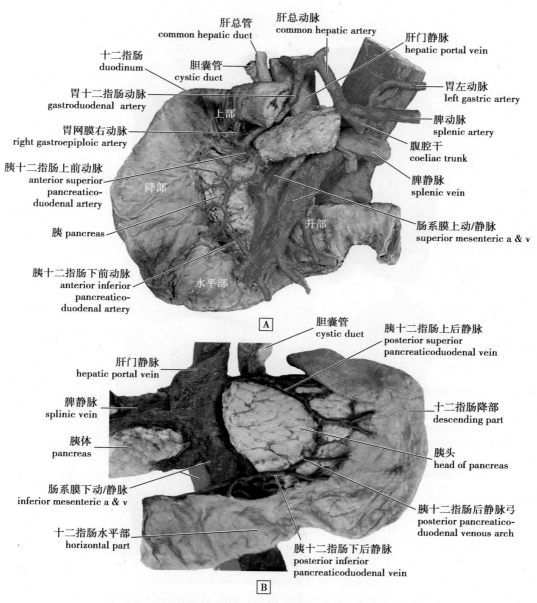

图 4-16 十二指肠及其血管 duodenum and its vessels

- 十二指肠：呈 C 形，分四部环绕胰头。胆总管与胰管汇合，开口于十二指肠大乳头。
- A 图：十二指肠前面的毗邻和动脉。B 图：十二指肠后面的毗邻和静脉。

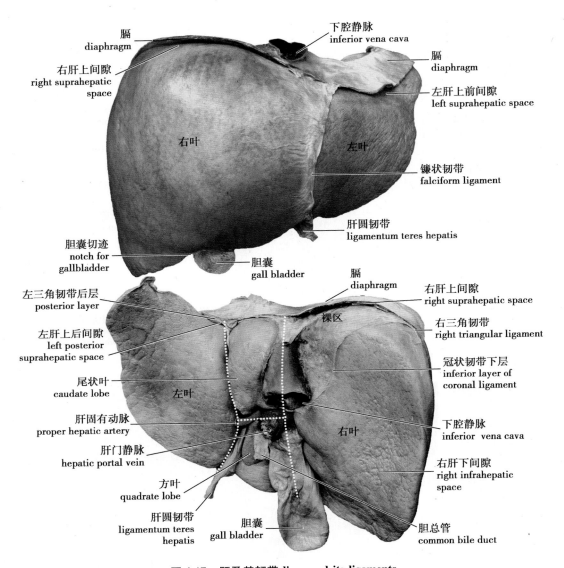

膈
diaphragm

下腔静脉
inferior vena cava

膈
diaphragm

右肝上间隙
right suprahepatic
space

左肝上前间隙
left suprahepatic space

右叶

左叶

镰状韧带
falciform ligament

肝圆韧带
ligamentum teres hepatis

胆囊切迹
notch for
gallbladder

胆囊
gall bladder

膈
diaphragm

右肝上间隙
right suprahepatic space

左三角韧带后层
posterior layer

裸区

右三角韧带
right triangular ligament

左肝上后间隙
left posterior
suprahepatic space

冠状韧带下层
inferior layer of
coronal ligament

尾状叶
caudate lobe

左叶

肝固有动脉
proper hepatic artery

下腔静脉
inferior vena cava

右叶

肝门静脉
hepatic portal vein

右肝下间隙
right infrahepatic
space

方叶
quadrate lobe

肝圆韧带
ligamentum teres
hepatis

胆囊
gall bladder

胆总管
common bile duct

图 4-17　肝及其韧带 liver and its ligaments

- 肝下面形态:肝下面有 H 形沟。右侧纵沟内,前部有胆囊,后部有下腔静脉;左侧纵沟内,前部有肝圆韧带,后部有静脉韧带。横沟称肝门。
- 分叶:肝膈面由镰状韧带分为肝左叶和右叶。下面被 H 形沟分为左、右叶、方叶和尾状叶。

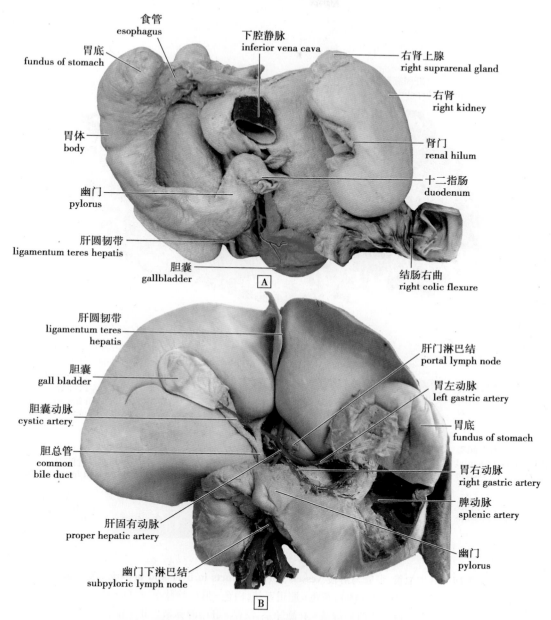

图 4-18 肝下面毗邻和淋巴结 juxtaposition and lymph nodes on visceral surface of liver

- 肝下面毗邻（A 图）：从左向右，分别毗邻胃、十二指肠、右肾和结肠右区等结构。
- 肝门淋巴结（B 图）：位于肝门（半模式图）。

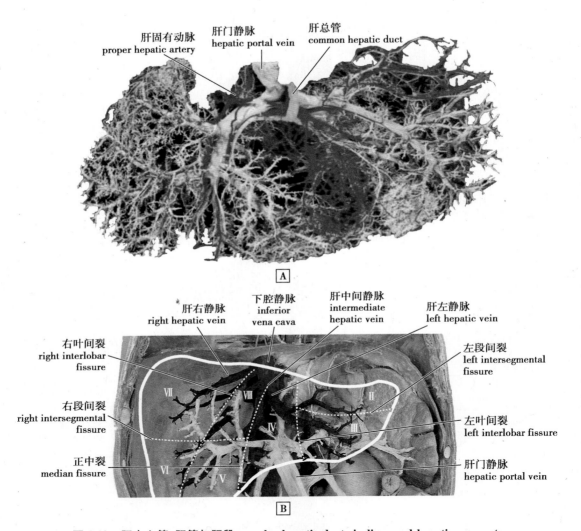

图 4-19　肝内血管、肝管与肝段 vessels，hepatic ducts in liver and hepatic segments
- 肝内管道铸型标本（A 图）：黄色＝胆道系统，白色＝肝门静脉系，红色＝肝内动脉。
- 肝内管道与肝段（B 图）：深蓝＝肝静脉系，浅蓝＝肝门静脉系。Ⅱ～Ⅷ表示肝段。

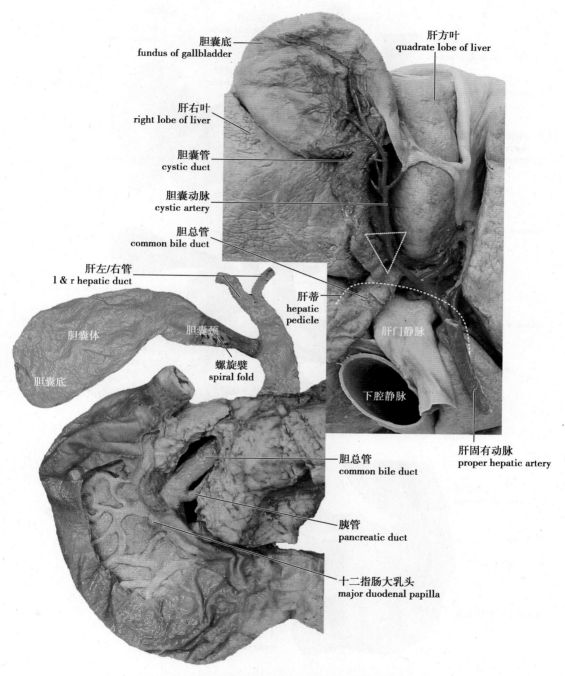

图 4-20　肝蒂与肝外胆道 hepatic pedicle and extrahepatic bile ducts

- 肝蒂:由出入肝门的肝固有动脉、肝门静脉和肝管等被结缔组织包绕而成。
- 胆囊三角:由胆囊管、肝总管和肝的下面围成,胆囊动脉经过该三角至胆囊。
- 十二指肠大乳头:十二指肠降部内后壁突出的黏膜皱襞,胆总管与胰管汇合后,开口于此。

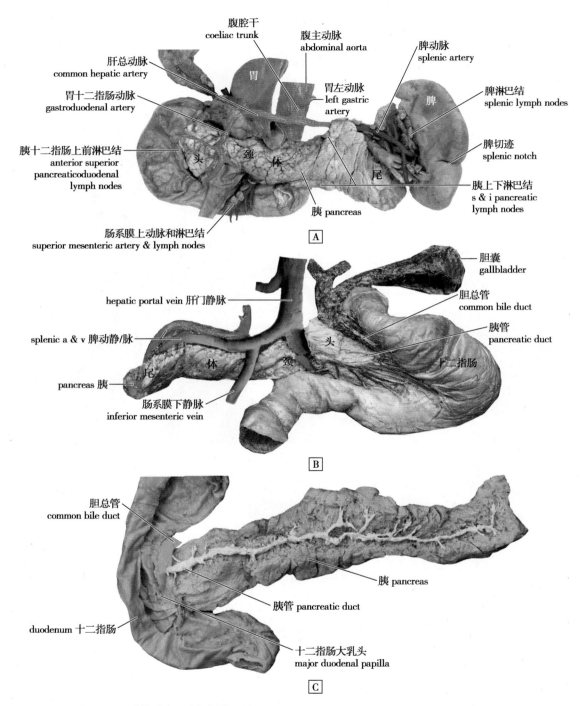

图 4-21　胰的分部、毗邻与淋巴结 pancreas and its juxtaposition and lymph nodes

- 胰分部：头、颈、体、尾。胰头嵌于十二指肠 C 形半环内，胰尾指向脾门（A 图：前面观；B 图：后面观）。
- 淋巴结（A 图）：围绕胰周围分布（半模式图）。
- 胰管（C 图）：贯穿胰的全长，右端与肝总管汇合后，开口于十二指肠大乳头。

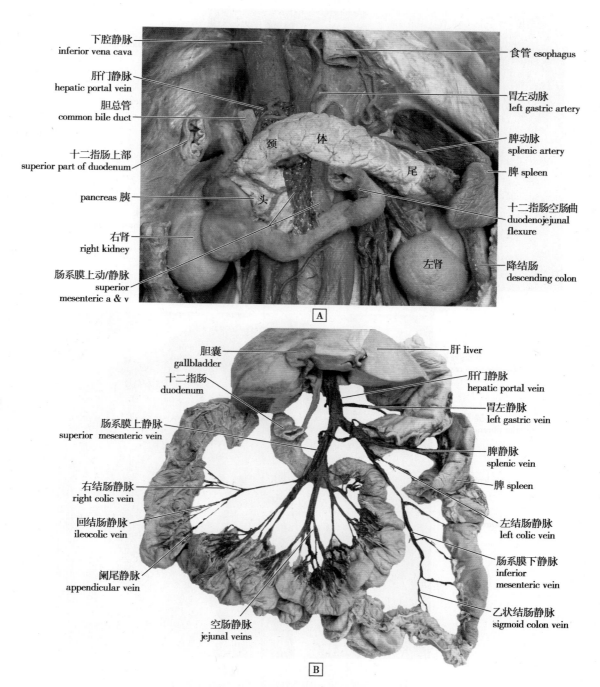

下腔静脉 inferior vena cava
肝门静脉 hepatic portal vein
胆总管 common bile duct
十二指肠上部 superior part of duodenum
pancreas 胰
右肾 right kidney
肠系膜上动/静脉 superior mesenteric a & v
食管 esophagus
胃左动脉 left gastric artery
脾动脉 splenic artery
脾 spleen
十二指肠空肠曲 duodenojejunal flexure
降结肠 descending colon
颈 体 尾 头 左肾

A

胆囊 gallbladder
十二指肠 duodenum
肠系膜上静脉 superior mesenteric vein
右结肠静脉 right colic vein
回结肠静脉 ileocolic vein
阑尾静脉 appendicular vein
空肠静脉 jejunal veins
肝 liver
肝门静脉 hepatic portal vein
胃左静脉 left gastric vein
脾静脉 splenic vein
脾 spleen
左结肠静脉 left colic vein
肠系膜下静脉 inferior mesenteric vein
乙状结肠静脉 sigmoid colon vein

B

图 4-22　胃床、肝门静脉系 stomach bed and hepatic portal venous system
- 胃床(A 图)：由网膜囊后方的胰、左肾上腺、左肾、脾、横结肠及其系膜等构成。
- 肝门静脉(B 图)：由肠系膜上静脉、脾静脉及肠系膜下静脉等汇成，经肝门入肝。

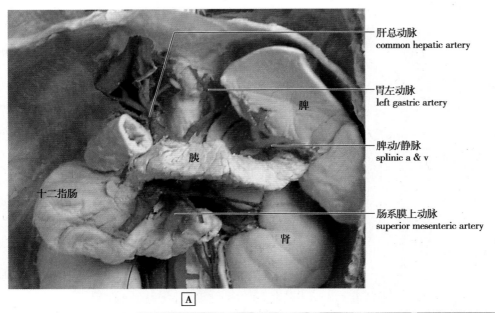

肝总动脉
common hepatic artery

胃左动脉
left gastric artery

脾动/静脉
splinic a & v

肠系膜上动脉
superior mesenteric artery

脾

胰

十二指肠

肾

A

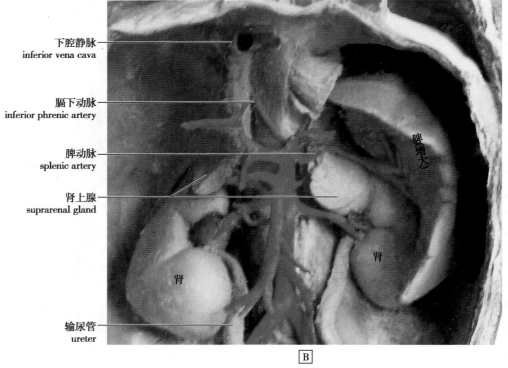

下腔静脉
inferior vena cava

膈下动脉
inferior phrenic artery

脾动脉
splenic artery

肾上腺
suprarenal gland

输尿管
ureter

脾增大

肾

肾

B

图 4-23　脾的位置与毗邻 spleen and its juxtaposition

- 位置：脾居左季肋区深处，上外邻膈，下内邻胃、胰、左肾与肾上腺。
- 脾蒂：出入脾门的血管神经及其结缔组织等。
- 脾增大（B 图）：小儿标本。

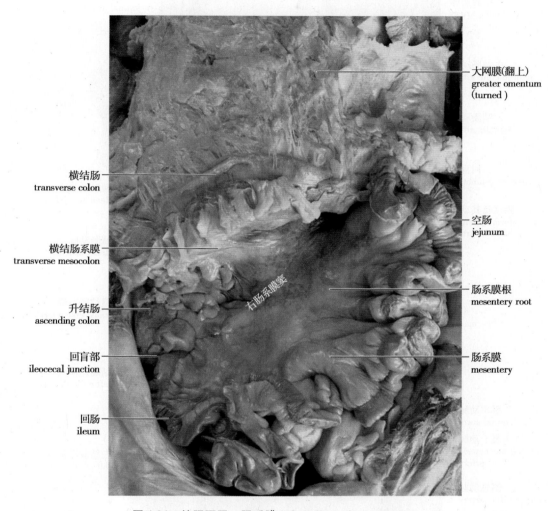

图4-24 结肠下区—肠系膜 infracolic region—mesentery

- 结肠下区:横结肠及其系膜至小骨盆上口之间的区域。含空肠、回肠、盲肠、阑尾与结肠。
- 系膜:将肠管连于腹后壁的双层腹膜皱襞。包括小肠系膜、横结肠系膜、阑尾系膜、乙状结肠系膜等。神经、血管、淋巴管经系膜进出肠管。
- 肠系膜窦:位于肠系膜根部两侧的腹膜腔。

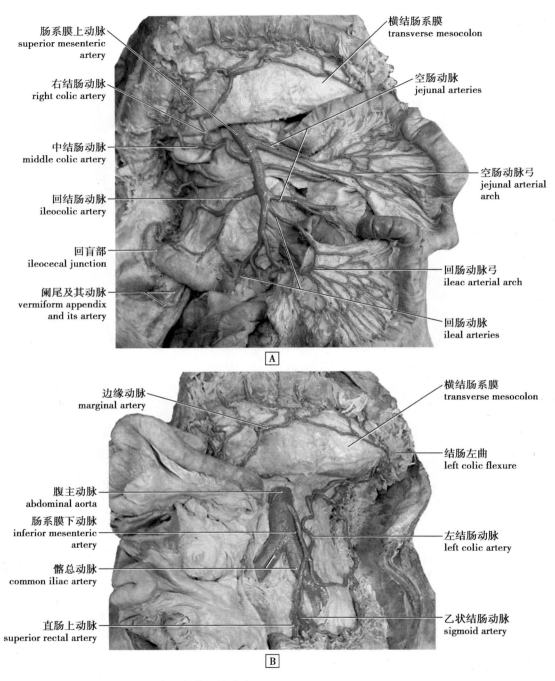

图 4-25　小肠和结肠的动脉 arteries for small intestine and colon

- 肠系膜上动脉（A 图）：分布至空、回肠、阑尾、盲肠至横结肠左曲。
- 肠系膜下动脉（B 图）：分布至结肠左区至直肠。
- 边缘动脉：位于结肠的内缘。由肠系膜上、下动脉供应结肠的分支吻合而成。

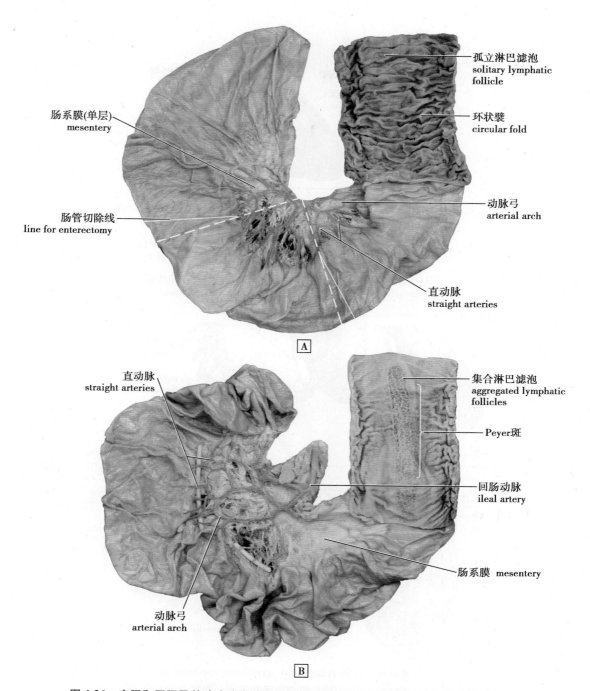

孤立淋巴滤泡
solitary lymphatic
follicle

环状襞
circular fold

肠系膜(单层)
mesentery

动脉弓
arterial arch

肠管切除线
line for enterectomy

直动脉
straight arteries

A

直动脉
straight arteries

集合淋巴滤泡
aggregated lymphatic
follicles

Peyer斑

回肠动脉
ileal artery

肠系膜 mesentery

动脉弓
arterial arch

B

图 4-26 空肠和回肠及其动脉分布特点 jejunum and ileum and their arterial features

- 空肠及其动脉(A 图):空肠壁厚环状皱襞多,含孤立淋巴滤泡。动脉弓级少,直动脉长。
- 回肠及其动脉(B 图):回肠壁薄皱襞低平,含集合淋巴结滤泡。动脉弓级多,直动脉短。
- 临床意义:肠段切除时,切除角度应大于直动脉分布区的范围,以免肠壁缺血。

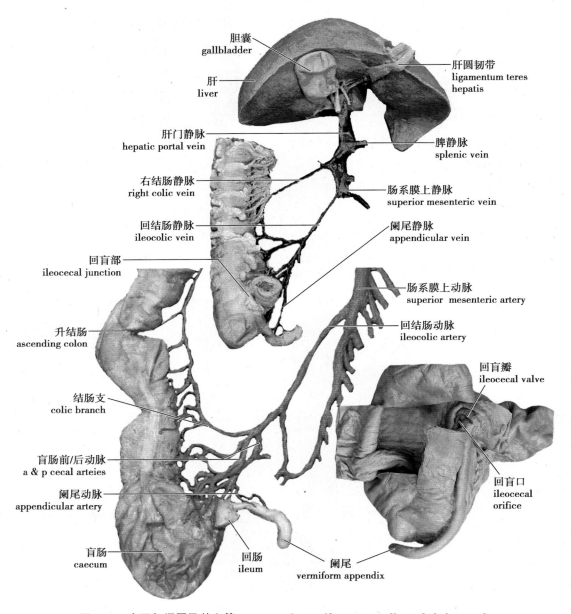

图 4-27　盲肠与阑尾及其血管 cecum and vermiform appendix and their vessels

- 回结肠动脉：来自肠系膜上动脉，供应盲肠和阑尾。静脉回流至肝门静脉系。
- 回盲部：回肠与盲肠汇合处。回肠末端插入盲肠壁内，形成回盲瓣。

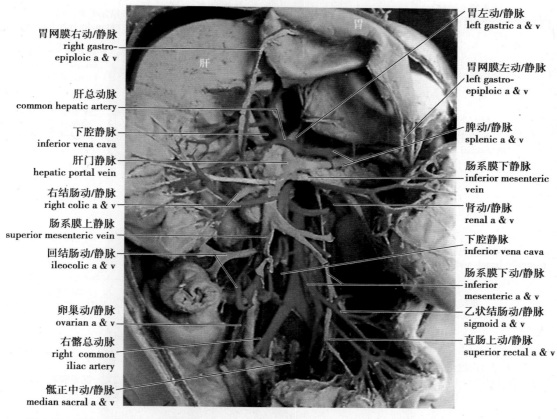

胃网膜右动/静脉
right gastro-
epiploic a & v

肝总动脉
common hepatic artery

下腔静脉
inferior vena cava

肝门静脉
hepatic portal vein

右结肠动/静脉
right colic a & v

肠系膜上静脉
superior mesenteric vein

回结肠动/静脉
ileocolic a & v

卵巢动/静脉
ovarian a & v

右髂总动脉
right common
iliac artery

骶正中动/静脉
median sacral a & v

肝

胃

胃左动/静脉
left gastric a & v

胃网膜左动/静脉
left gastro-
epiploic a & v

脾动/静脉
splenic a & v

肠系膜下静脉
inferior mesenteric
vein

肾动/静脉
renal a & v

下腔静脉
inferior vena cava

肠系膜下动/静脉
inferior
mesenteric a & v

乙状结肠动/静脉
sigmoid a & v

直肠上动/静脉
superior rectal a & v

图 4-28　腹主动脉、下腔静脉与肝门静脉系 abdominal aorta and inferior vena cava and hepatic portal venous system

- 红色=腹主动脉及其分支;深蓝=下腔静脉及其主要属支;浅蓝=门静脉系的属支。
- 肝门静脉系:由腹腔内不成对脏器的静脉汇合而成,含由肠道吸收来的营养物,经肝门静脉送入肝内解毒。

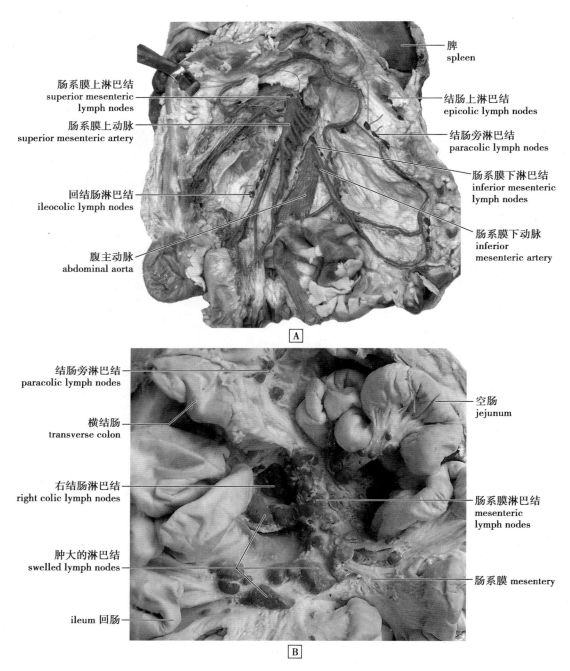

图 4-29 肠淋巴结 lymph nodes of intestine

- 肠淋巴结:沿肠系膜上、下血管及其分支排列(A 图)。
- 淋巴结肿大(B 图):肿瘤和炎症可致淋巴结肿大。本标本为肿瘤患者的肠系膜淋巴结。

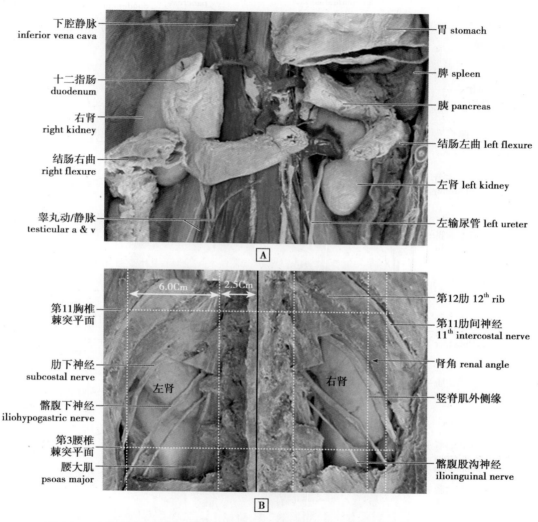

下腔静脉
inferior vena cava

十二指肠
duodenum

右肾
right kidney

结肠右曲
right flexure

睾丸动/静脉
testicular a & v

胃 stomach

脾 spleen

胰 pancreas

结肠左曲 left flexure

左肾 left kidney

左输尿管 left ureter

A

6.0Cm　2.5Cm

第11胸椎
棘突平面

肋下神经
subcostal nerve

髂腹下神经
iliohypogastric nerve

第3腰椎
棘突平面

腰大肌
psoas major

左肾

右肾

第12肋 12th rib

第11肋间神经
11th intercostal nerve

肾角 renal angle

竖脊肌外侧缘

髂腹股沟神经
ilioinguinal nerve

B

图 4-30　腹膜后隙—肾的位置毗邻 retroperitoneal space—kidney and its juxtaposition

- 腹膜后隙:腹后壁腹膜后的区域。含肾上腺、肾、输尿管、腹部大血管,神经和淋巴结等。
- 肾前面的毗邻(A 图);肾后面的毗邻(B 图)。左肾后有第 11 和 12 肋,右肾后面仅有第 12 肋。
- 肾角:竖脊肌外侧缘与第 12 肋之间的角。肾发生病变,肾角处或有疼痛或肿块等异常。

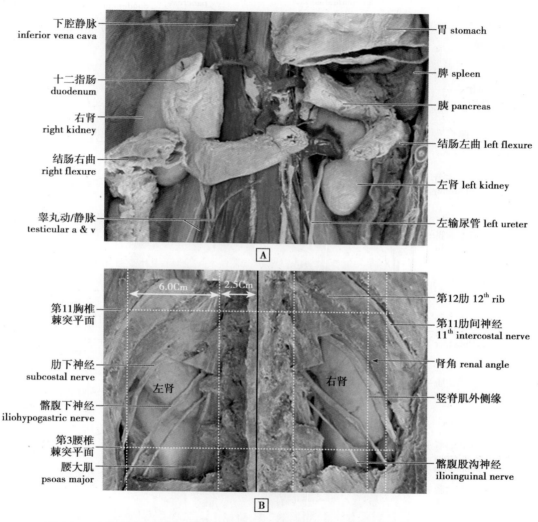

图 4-30　腹膜后隙—肾的位置毗邻 retroperitoneal space—kidney and its juxtaposition

- 腹膜后隙:腹后壁腹膜后的区域。含肾上腺、肾、输尿管、腹部大血管,神经和淋巴结等。
- 肾前面的毗邻(A 图);肾后面的毗邻(B 图)。左肾后有第 11 和 12 肋,右肾后面仅有第 12 肋。
- 肾角:竖脊肌外侧缘与第 12 肋之间的角。肾发生病变,肾角处或有疼痛或肿块等异常。

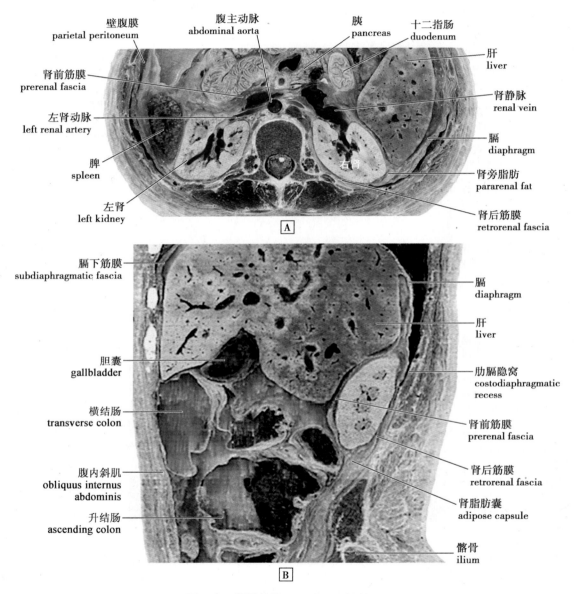

图 4-31　肾的被膜 coverings of kidney

- 肾的被膜：肾自身被以肾纤维囊，其外有肾脂肪囊和肾筋膜。
- 经肾门的横断面（上面观，A 图）：显示肾的位置和肾周毗邻。
- 经右肾的矢状切面（左面观，B 图）：肾上 1/3 的后面与肋膈隐窝毗邻；下方组织疏松，易形成肾下垂。

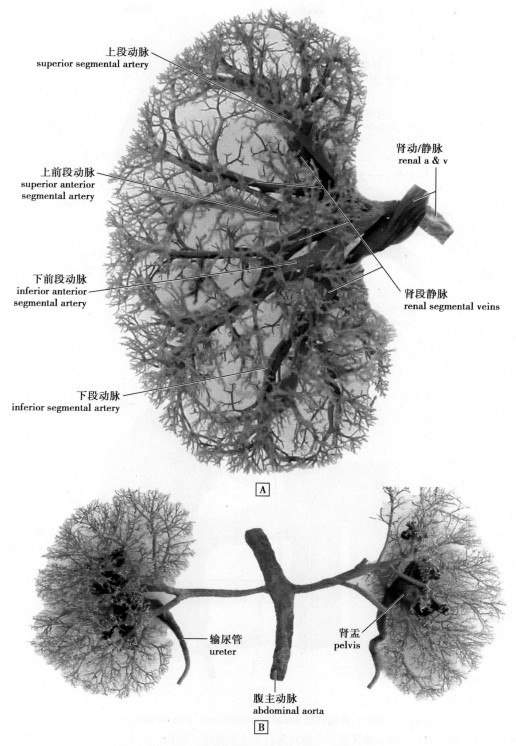

上段动脉
superior segmental artery

肾动/静脉
renal a & v

上前段动脉
superior anterior
segmental artery

下前段动脉
inferior anterior
segmental artery

肾段静脉
renal segmental veins

下段动脉
inferior segmental artery

A

输尿管
ureter

肾盂
pelvis

腹主动脉
abdominal aorta

B

图 4-32 肾血管（铸型）cast of renal vessels

- 肾段动脉（A 图）：肾有上、上前、下前、下和后 5 个肾段动脉（后段动脉未显示）。
- 双肾动脉和肾盂铸型（B 图）：显示肾段动脉和输尿管、肾盂及肾盏。

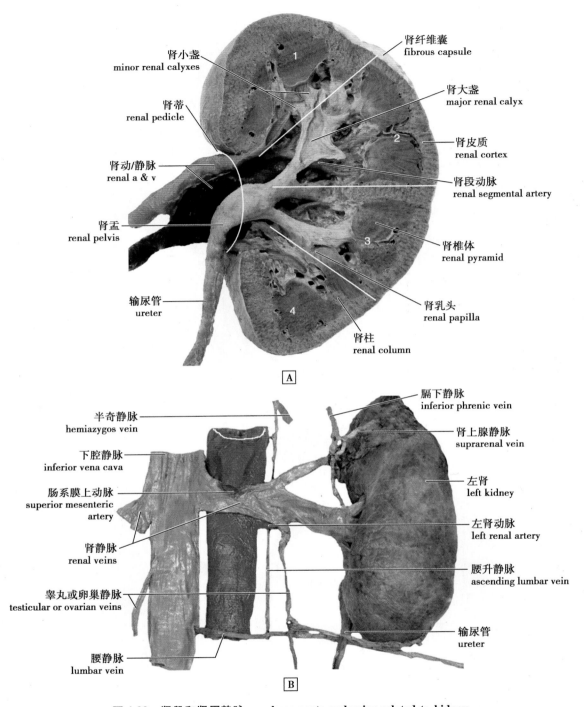

图 4-33 肾段和肾周静脉 renal segments and veins related to kidney

- 肾段(A 图):每个段动脉及其所供给的肾实质为一个肾段。共有 5 个肾段(数字表示肾段。后段已切除)。
- 肾周静脉(B 图):肾及肾周静脉吻合丰富,并通过腰升静脉和奇静脉连通了上、下腔静脉系。

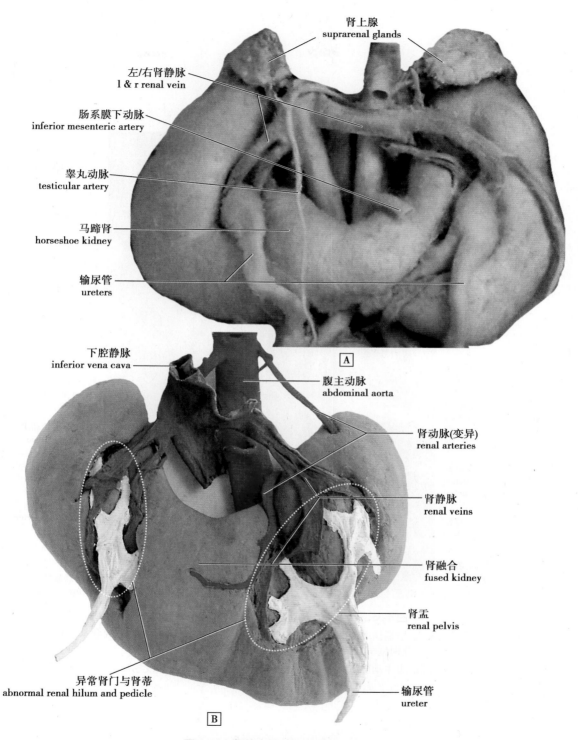

肾上腺
suprarenal glands

左/右肾静脉
l & r renal vein

肠系膜下动脉
inferior mesenteric artery

睾丸动脉
testicular artery

马蹄肾
horseshoe kidney

输尿管
ureters

A

下腔静脉
inferior vena cava

腹主动脉
abdominal aorta

肾动脉(变异)
renal arteries

肾静脉
renal veins

肾融合
fused kidney

肾盂
renal pelvis

异常肾门与肾蒂
abnormal renal hilum and pedicle

输尿管
ureter

B

图 4-34 肾的变异 variation of kidney

- 马蹄肾(A 图):胚胎发育异常。马蹄肾的肾蒂通常也有异常。
- 肾融合(B 图):比马蹄肾更大范围的双肾联合。此标本肾门向前开放,肾蒂各结构分散。

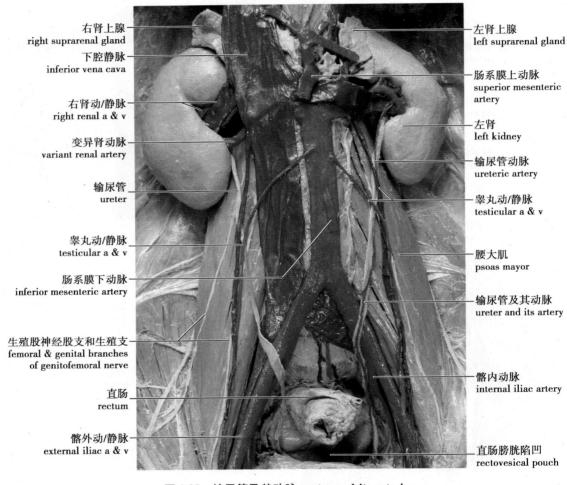

右肾上腺 right suprarenal gland
下腔静脉 inferior vena cava
右肾动/静脉 right renal a & v
变异肾动脉 variant renal artery
输尿管 ureter
睾丸动/静脉 testicular a & v
肠系膜下动脉 inferior mesenteric artery
生殖股神经股支和生殖支 femoral & genital branches of genitofemoral nerve
直肠 rectum
髂外动/静脉 external iliac a & v

左肾上腺 left suprarenal gland
肠系膜上动脉 superior mesenteric artery
左肾 left kidney
输尿管动脉 ureteric artery
睾丸动/静脉 testicular a & v
腰大肌 psoas mayor
输尿管及其动脉 ureter and its artery
髂内动脉 internal iliac artery
直肠膀胱陷凹 rectovesical pouch

图 4-35 输尿管及其动脉 ureter and its arteries

- 输尿管：上端续接肾盂，下端插入膀胱壁内，开口于膀胱腔。全长分为输尿管腹部、盆部和壁内部；有上、中、下 3 个狭窄，分别位于输尿管上端、骨盆上口和膀胱壁内。
- 动脉供应：来自肾动脉、腹主动脉、髂总动脉等大血管的细小分支，末端接受膀胱下动脉的分支。

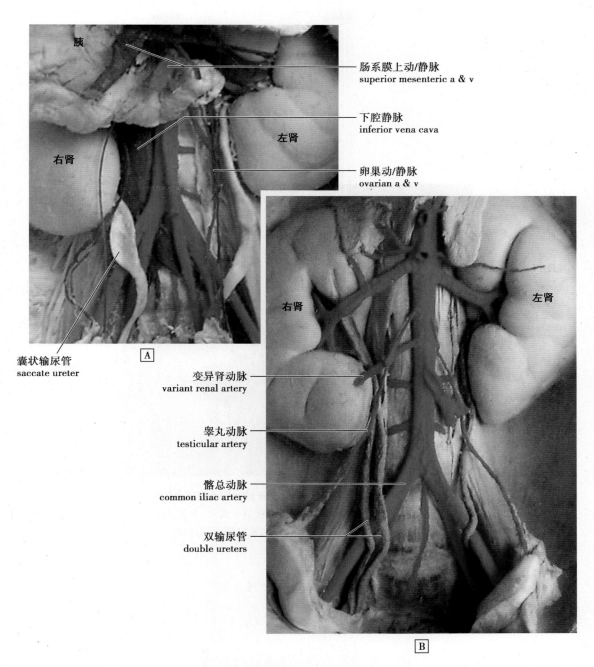

胰

肠系膜上动/静脉
superior mesenteric a & v

下腔静脉
inferior vena cava

左肾

右肾

卵巢动/静脉
ovarian a & v

囊状输尿管
saccate ureter

A

右肾

左肾

变异肾动脉
variant renal artery

睾丸动脉
testicular artery

髂总动脉
common iliac artery

双输尿管
double ureters

B

图 4-36 输尿管变异 variation of ureter

- 囊状输尿管(A 图):输尿管局部膨大,呈囊袋状。
- 双输尿管(B 图):一侧或两侧均出现重复输尿管。

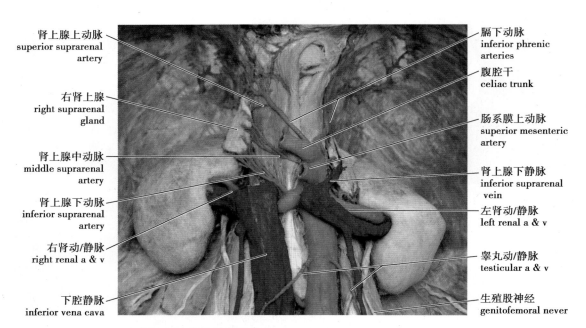

肾上腺上动脉
superior suprarenal
artery

右肾上腺
right suprarenal
gland

肾上腺中动脉
middle suprarenal
artery

肾上腺下动脉
inferior suprarenal
artery

右肾动/静脉
right renal a & v

下腔静脉
inferior vena cava

膈下动脉
inferior phrenic
arteries

腹腔干
celiac trunk

肠系膜上动脉
superior mesenteric
artery

肾上腺下静脉
inferior suprarenal
vein

左肾动/静脉
left renal a & v

睾丸动/静脉
testicular a & v

生殖股神经
genitofemoral never

图 4-37 肾上腺及其动脉 suprarenal gland and its arteries

- 位置形态:肾上腺位于肾的上内方。右侧肾上腺呈三角形,左侧呈半月形。
- 血液供应:由肾上腺上、中、下三动脉供血,分别来自膈下动脉、腹主动脉和肾动脉。
- 肾上腺位置稳定,肾下垂时,不随其移位。

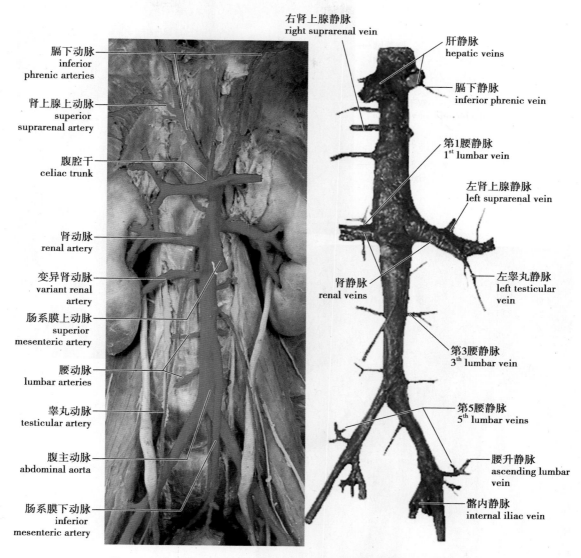

膈下动脉
inferior
phrenic arteries

肾上腺上动脉
superior
suprarenal artery

腹腔干
celiac trunk

肾动脉
renal artery

变异肾动脉
variant renal
artery

肠系膜上动脉
superior
mesenteric artery

腰动脉
lumbar arteries

睾丸动脉
testicular artery

腹主动脉
abdominal aorta

肠系膜下动脉
inferior
mesenteric artery

右肾上腺静脉
right suprarenal vein

肝静脉
hepatic veins

膈下静脉
inferior phrenic vein

第1腰静脉
1st lumbar vein

左肾上腺静脉
left suprarenal vein

左睾丸静脉
left testicular
vein

肾静脉
renal veins

第3腰静脉
3th lumbar vein

第5腰静脉
5th lumbar veins

腰升静脉
ascending lumbar
vein

髂内静脉
internal iliac vein

图 4-38　腹主动脉和下腔静脉 abdominal aorta and inferior vena cava

- 毗邻关系：腹主动脉居左，伴下腔静脉。
- 动脉分支与静脉引流：腹主动脉不成对动脉的伴行静脉汇成肝门静脉；成对器官的静脉汇入下腔静脉；腹后壁的静脉通过腰升静脉、奇静脉至上腔静脉。

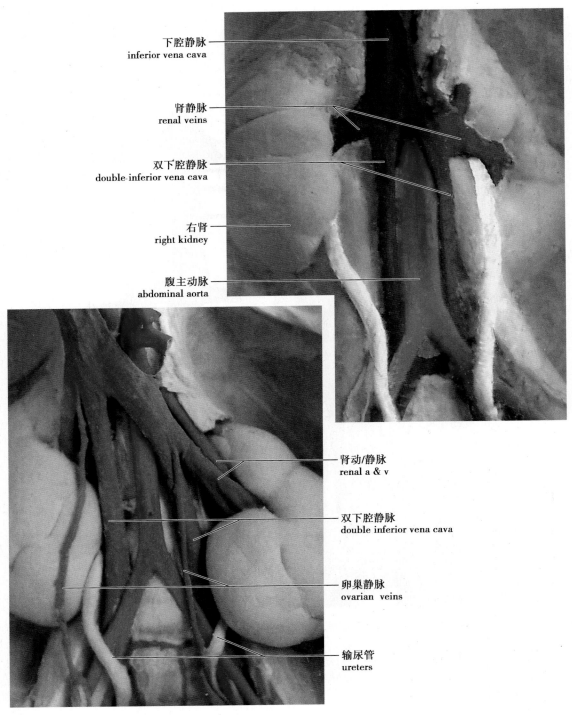

下腔静脉
inferior vena cava

肾静脉
renal veins

双下腔静脉
double inferior vena cava

右肾
right kidney

腹主动脉
abdominal aorta

肾动/静脉
renal a & v

双下腔静脉
double inferior vena cava

卵巢静脉
ovarian veins

输尿管
ureters

图 4-39　下腔静脉的变异 variation of inferior vena cava

● 常见变异:下腔静脉在肾静脉以下分为两条。

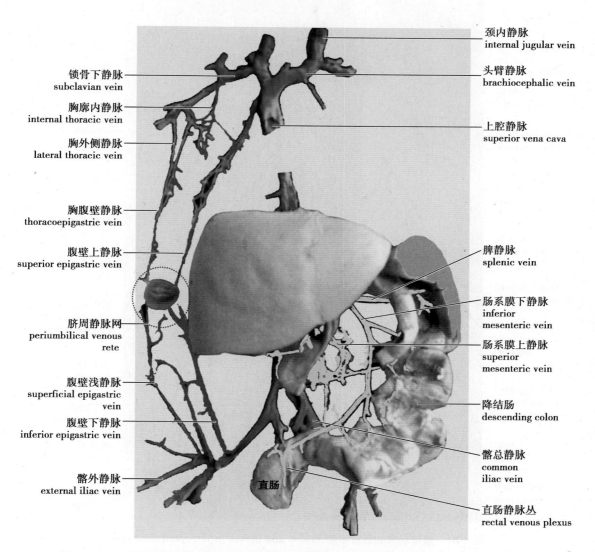

颈内静脉
internal jugular vein

锁骨下静脉
subclavian vein

头臂静脉
brachiocephalic vein

胸廓内静脉
internal thoracic vein

胸外侧静脉
lateral thoracic vein

上腔静脉
superior vena cava

胸腹壁静脉
thoracoepigastric vein

腹壁上静脉
superior epigastric vein

脾静脉
splenic vein

肠系膜下静脉
inferior
mesenteric vein

脐周静脉网
periumbilical venous
rete

肠系膜上静脉
superior
mesenteric vein

腹壁浅静脉
superficial epigastric
vein

降结肠
descending colon

腹壁下静脉
inferior epigastric vein

髂外静脉
external iliac vein

髂总静脉
common
iliac vein

直肠

直肠静脉丛
rectal venous plexus

图4-40　肝门静脉与腔静脉的吻合 anastomosis between hepatic portal vein and vena cava

• 门、腔静脉吻合部位：①食管静脉丛；②直肠静脉丛；③脐周静脉网；④肝裸区的静脉。

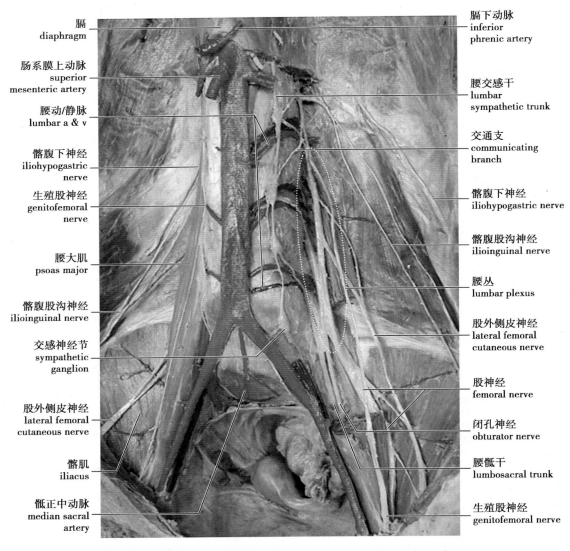

膈
diaphragm

肠系膜上动脉
superior
mesenteric artery

腰动/静脉
lumbar a & v

髂腹下神经
iliohypogastric
nerve

生殖股神经
genitofemoral
nerve

腰大肌
psoas major

髂腹股沟神经
ilioinguinal nerve

交感神经节
sympathetic
ganglion

股外侧皮神经
lateral femoral
cutaneous nerve

髂肌
iliacus

骶正中动脉
median sacral
artery

膈下动脉
inferior
phrenic artery

腰交感干
lumbar
sympathetic trunk

交通支
communicating
branch

髂腹下神经
iliohypogastric nerve

髂腹股沟神经
ilioinguinal nerve

腰丛
lumbar plexus

股外侧皮神经
lateral femoral
cutaneous nerve

股神经
femoral nerve

闭孔神经
obturator nerve

腰骶干
lumbosacral trunk

生殖股神经
genitofemoral nerve

图 4-41　腹膜后隙的血管神经 vessels and nerves in retroperitoneal space

- 腰动脉:发自腹主动脉,共 4 对,供应腹后壁。腰静脉回流至下腔静脉和奇静脉系。
- 腰交感干:由 3~4 个神经节及其节间支构成。位于腰大肌的后内侧。
- 腰丛:由第 12 腰神经前支的一部分、第 1~3 腰神经前支和第 4 腰神经前支的一部分组成,位于腰大肌的深面。

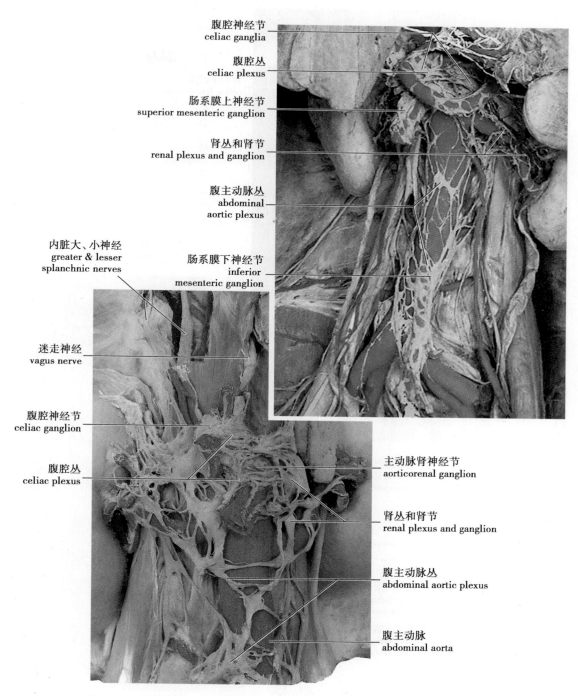

腹腔神经节
celiac ganglia

腹腔丛
celiac plexus

肠系膜上神经节
superior mesenteric ganglion

肾丛和肾节
renal plexus and ganglion

腹主动脉丛
abdominal
aortic plexus

内脏大、小神经
greater & lesser
splanchnic nerves

肠系膜下神经节
inferior
mesenteric ganglion

迷走神经
vagus nerve

腹腔神经节
celiac ganglion

腹腔丛
celiac plexus

主动脉肾神经节
aorticorenal ganglion

肾丛和肾节
renal plexus and ganglion

腹主动脉丛
abdominal aortic plexus

腹主动脉
abdominal aorta

图 4-42　腹膜后隙内的内脏神经丛 splanchnic plexus in retroperitoneal space

● **内脏神经丛**：由交感神经、副交感及内脏感觉神经混合而成。交感神经主要来自内脏大神经和内脏小神经以及腹主动脉周围的神经节；副交感神经来自迷走神经和骶副交感神经。

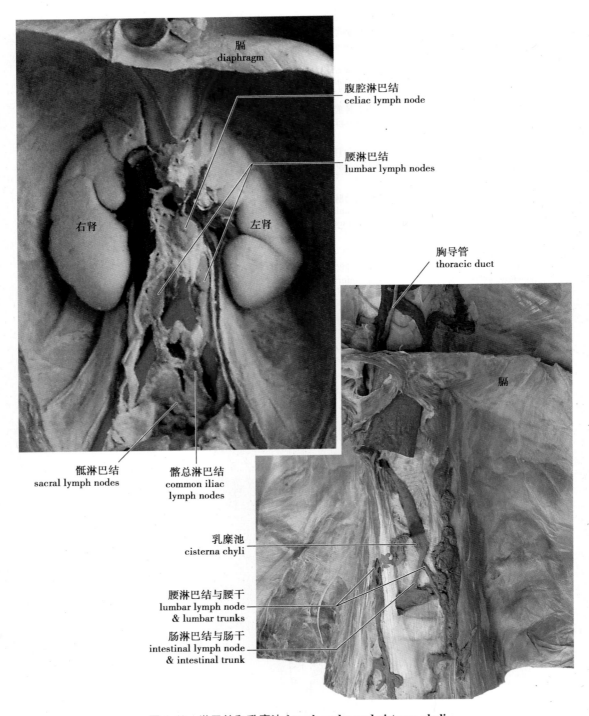

图4-43　淋巴结和乳糜池 lymph nodes and cisterna chyli

- 淋巴结:沿腹后壁的血管分布。
- 乳糜池:位于第1腰椎的前面,接受左、右腰干和肠干,向上续于胸导管。

第五章

盆部与会阴

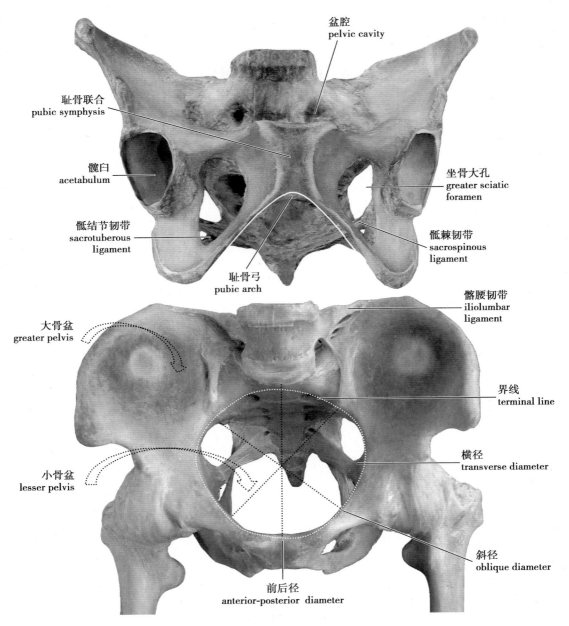

图 5-1　骨盆 pelvis

- 骨盆：由两侧的髋骨、后方的骶骨和尾骨连结而成，具性别特征。男性耻骨下角为70°~75°，女性耻骨下角称耻骨弓，为90°~100°。
- 界线：骶骨岬两侧经弓状线、髂耻隆起、耻骨梳、耻骨结节至耻骨联合上缘的环线。
- 大骨盆与小骨盆：界线以上为大骨盆（假骨盆），界线以下为小骨盆（真骨盆）。

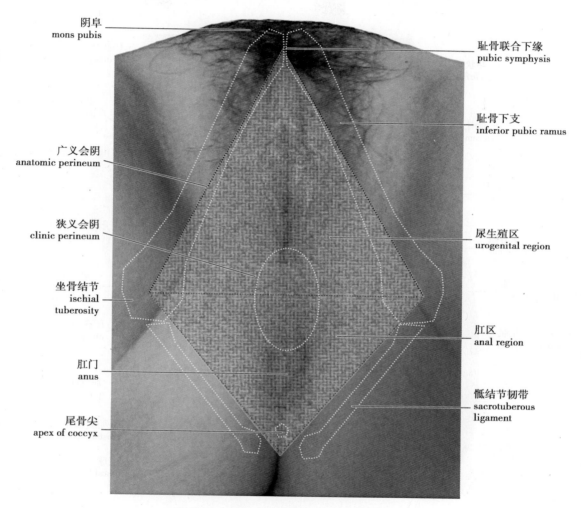

图 5-2 会阴与分区 subregions of perineum

- 盆部:包括骨盆、盆壁软组织、盆膈及盆内器官等结构。
- 会阴:盆部下口的软组织区。广义会阴即解剖学会阴:封闭盆部下口的全部软组织;狭义会阴即临床会阴或产科会阴:外生殖器至肛门之间的区域。

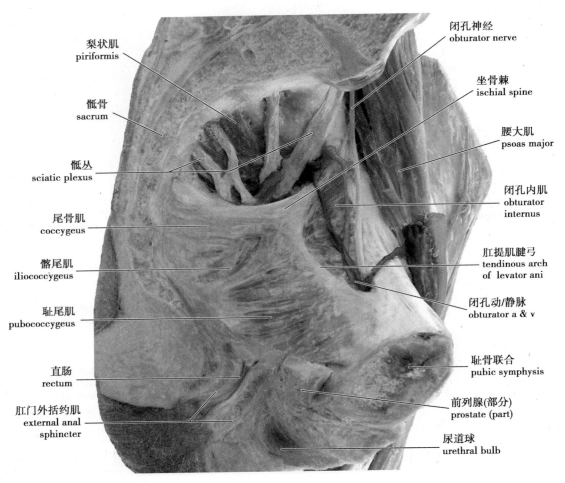

图 5-3 盆壁肌 muscles of pelvic wall

- 盆壁肌：包括盆侧壁肌和盆底肌。盆侧壁肌：闭孔内肌和梨状肌，盆底肌：尾骨肌和提肛肌。
- 盆内的神经血管经梨状肌上、下孔和闭膜管进出盆部。

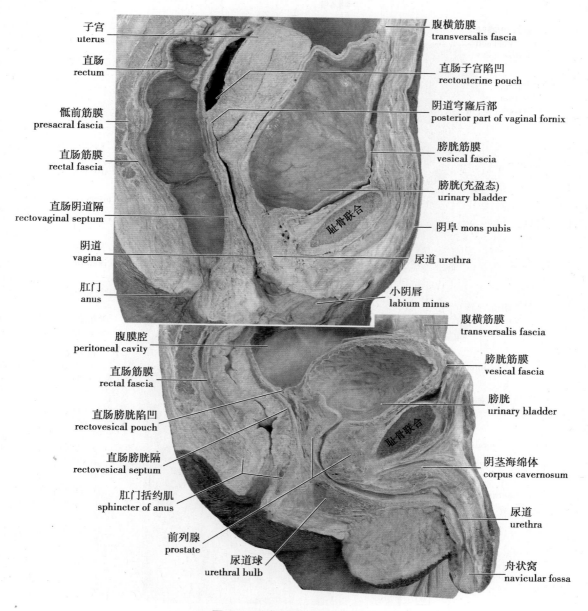

子宫
uterus

直肠
rectum

骶前筋膜
presacral fascia

直肠筋膜
rectal fascia

直肠阴道隔
rectovaginal septum

阴道
vagina

肛门
anus

腹横筋膜
transversalis fascia

直肠子宫陷凹
rectouterine pouch

阴道穹窿后部
posterior part of vaginal fornix

膀胱筋膜
vesical fascia

膀胱(充盈态)
urinary bladder

阴阜 mons pubis

尿道 urethra

小阴唇
labium minus

耻骨联合

腹膜腔
peritoneal cavity

直肠筋膜
rectal fascia

直肠膀胱陷凹
rectovesical pouch

直肠膀胱隔
rectovesical septum

肛门括约肌
sphincter of anus

前列腺
prostate

尿道球
urethral bulb

腹横筋膜
transversalis fascia

膀胱筋膜
vesical fascia

膀胱
urinary bladder

耻骨联合

阴茎海绵体
corpus cavernosum

尿道
urethra

舟状窝
navicular fossa

图 5-4 盆部筋膜 pelvic fascia

- 盆筋膜：包括盆壁筋膜和盆脏筋膜。盆脏筋膜包绕盆内脏器；盆壁筋膜衬在盆腔内面，与腹横筋膜相续。
- 直肠系膜：临床医生基于手术意义提出的解剖学概念。是指直肠两侧及后方含血管神经及淋巴管的结缔组织。其两侧的直肠筋膜，称直肠系膜筋膜。

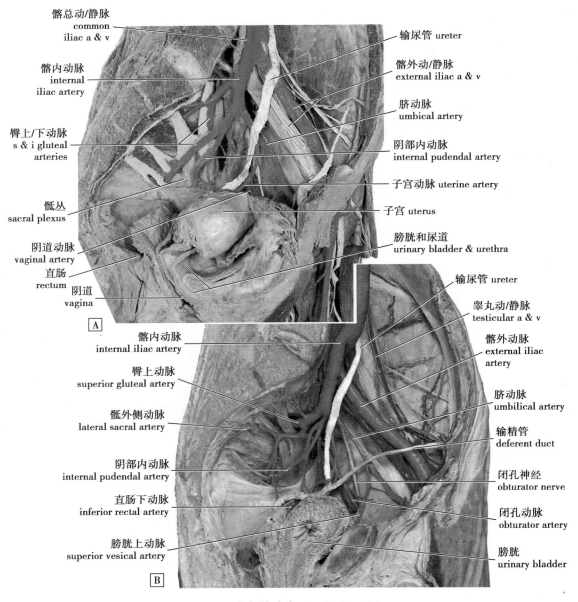

图 5-5　盆部的动脉 arteries in pelvis

- 盆部血管(正中矢状面):女性(A 图);男性(B 图)。
- 髂内动脉:盆部动脉主干,在坐骨大孔上缘分为前、后两干,各分出壁支和脏支,分布于盆壁和盆内器官。

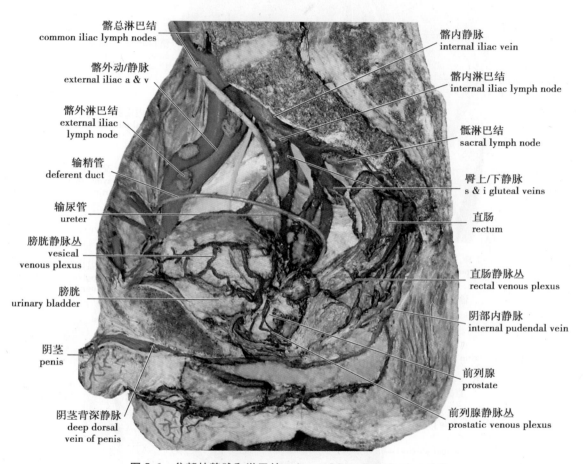

图 5-6 盆部的静脉和淋巴结 veins and lymph nodes in pelvis

- 静脉:围绕盆内器官形成膀胱静脉丛、直肠静脉丛、前列腺静脉丛、子宫阴道静脉丛等。盆内手术,处理不当易大出血。
- 淋巴结:盆部淋巴结分布于髂外静脉、髂内静脉及骶中静脉附近(半模式图)。

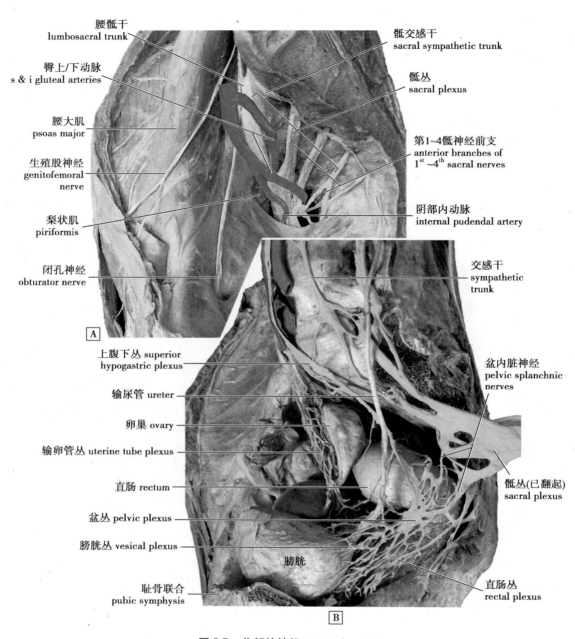

图 5-7　盆部的神经 nerves in pelvis

- 骶丛（A 图）：由腰骶干和第 1～5 骶神经与尾神经的前支构成。主要分支有臀上、臀下神经、阴部神经、坐骨神经、股后皮神经等。
- 盆内脏神经，即盆丛（B 图）：由交感神经和副交感神经及内脏感觉纤维构成。盆丛纤维围绕器官形成直肠丛、前列腺丛、输卵管丛、精索丛等。

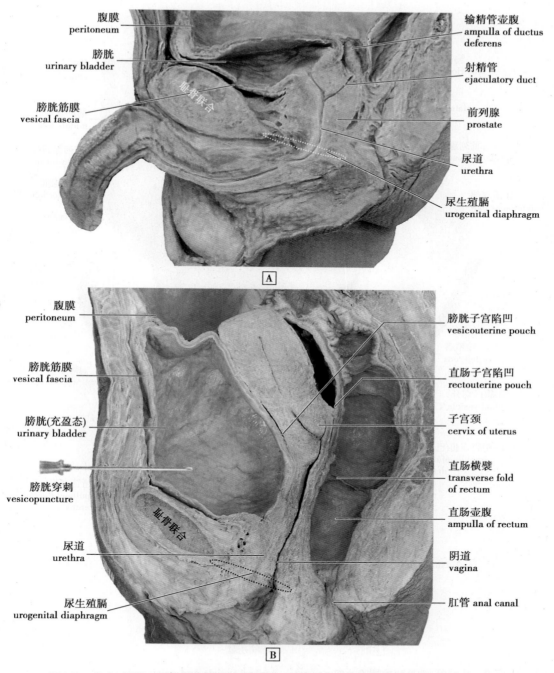

腹膜
peritoneum

膀胱
urinary bladder

膀胱筋膜
vesical fascia

输精管壶腹
ampulla of ductus deferens

射精管
ejaculatory duct

前列腺
prostate

尿道
urethra

尿生殖膈
urogenital diaphragm

耻骨联合

A

腹膜
peritoneum

膀胱筋膜
vesical fascia

膀胱(充盈态)
urinary bladder

膀胱穿刺
vesicopuncture

尿道
urethra

尿生殖膈
urogenital diaphragm

膀胱子宫陷凹
vesicouterine pouch

直肠子宫陷凹
rectouterine pouch

子宫颈
cervix of uterus

直肠横襞
transverse fold of rectum

直肠壶腹
ampulla of rectum

阴道
vagina

肛管 anal canal

耻骨联合

B

图 5-8　盆内脏器与腹膜的关系 relationship between organs and peritoneum in pelvis

- 盆部(正中矢状切面):男性(A 图);女性(B 图)。
- 腹膜腔陷凹:直肠膀胱陷凹(男)、直肠子宫陷凹和膀胱子宫陷凹(女)。
- 临床意义:充盈的膀胱顶推腹膜上升,是腹膜外膀胱穿刺的解剖基础;阴道后穹与直肠子宫陷凹接近,是经阴道抽取腹膜腔积液的解剖基础(B 图)。

171

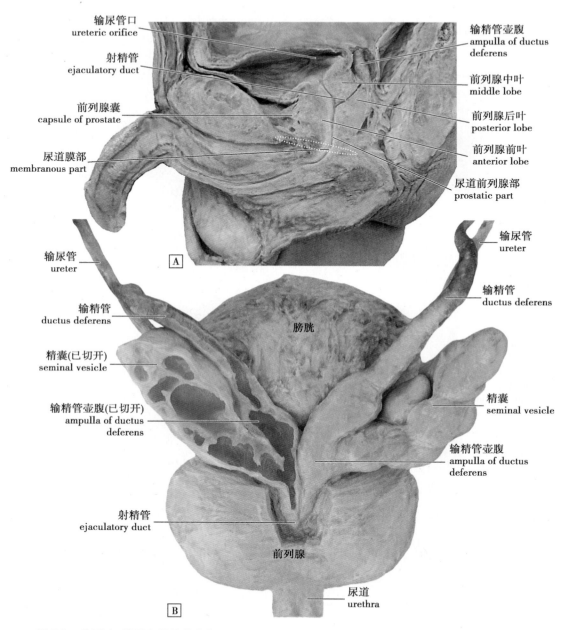

输尿管口
ureteric orifice

射精管
ejaculatory duct

前列腺囊
capsule of prostate

尿道膜部
membranous part

输精管壶腹
ampulla of ductus
deferens

前列腺中叶
middle lobe

前列腺后叶
posterior lobe

前列腺前叶
anterior lobe

尿道前列腺部
prostatic part

A

输尿管
ureter

输精管
ductus deferens

精囊(已切开)
seminal vesicle

输精管壶腹(已切开)
ampulla of ductus
deferens

射精管
ejaculatory duct

膀胱

输尿管
ureter

输精管
ductus deferens

精囊
seminal vesicle

输精管壶腹
ampulla of ductus
deferens

前列腺

尿道
urethra

B

图 5-9 前列腺、精囊和输精管盆部 prostate，seminal vesicle and pelvic part of ductus deferens

- 盆腔矢状切（A 图）：原位膀胱、前列腺、精囊。B 图：离体结构。
- 射精管：由输精管与精囊管合成的细管，穿前列腺，开口于尿道前列腺部。

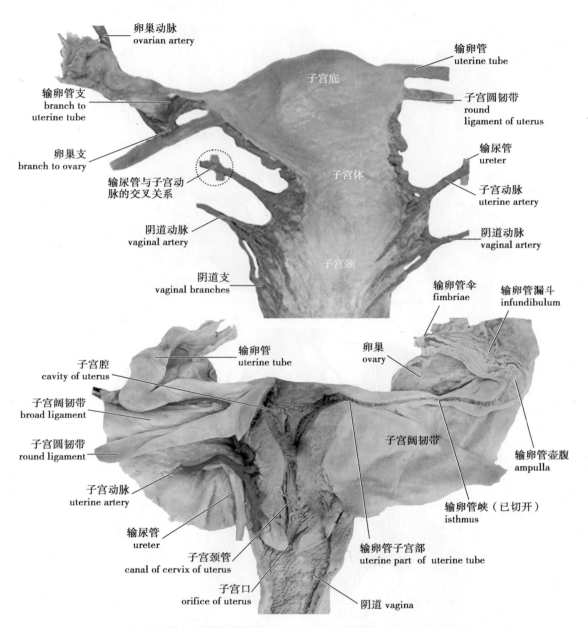

图 5-10　子宫、输卵管与卵巢及其动脉 uterus, uterine tube and ovary and their arteries

- 子宫前倾：子宫颈主轴与阴道主轴之间形成的角，约 90°。子宫前屈：子宫体与子宫颈之间的角，约 170°。
- 子宫的韧带：包括子宫阔韧带、子宫主韧带、子宫圆韧带和子宫骶韧带等。
- 子宫动脉：发自髂内动脉的前干，从前面越过输尿管至子宫。二者关系谓之"桥下流水"。

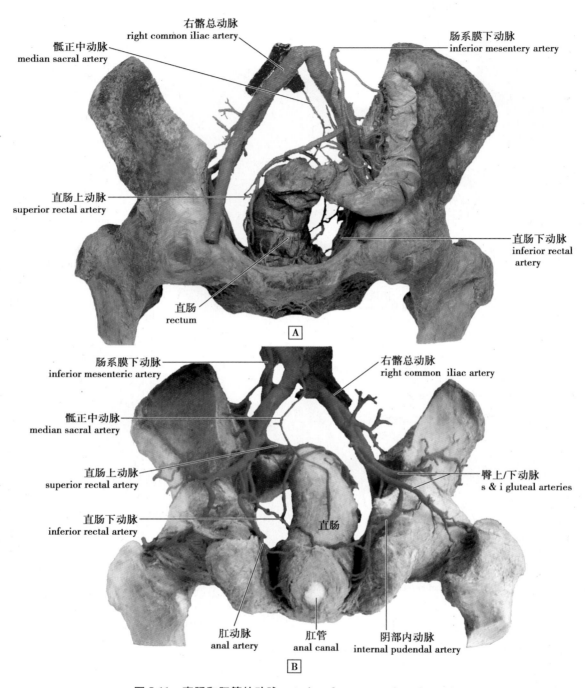

图 5-11　直肠和肛管的动脉 arteries of rectum and anal canal

- 直肠及其动脉(盆后部被切除):前面观(A 图);后面观(B 图)。
- 直肠:在第 3 骶椎平面续接乙状结肠,下端穿盆膈续为肛管。动脉包括直肠上动脉、直肠下动脉和肛动脉。分别来自肠系膜下动脉、髂内动脉和阴部内动脉。

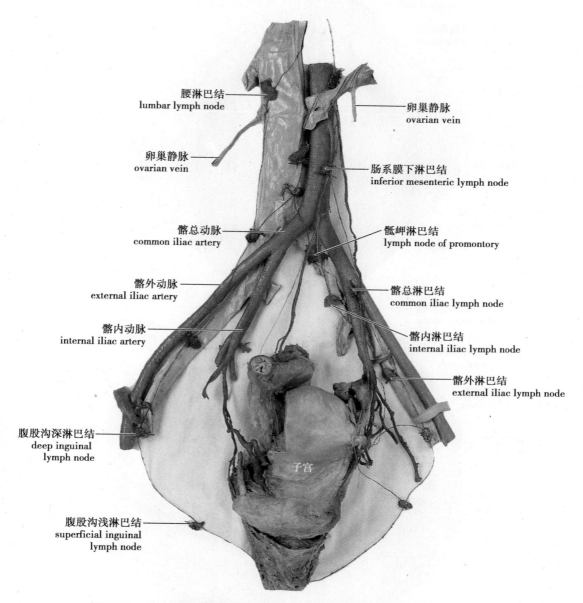

腰淋巴结
lumbar lymph node

卵巢静脉
ovarian vein

卵巢静脉
ovarian vein

肠系膜下淋巴结
inferior mesenteric lymph node

髂总动脉
common iliac artery

骶岬淋巴结
lymph node of promontory

髂外动脉
external iliac artery

髂总淋巴结
common iliac lymph node

髂内动脉
internal iliac artery

髂内淋巴结
internal iliac lymph node

髂外淋巴结
external iliac lymph node

腹股沟深淋巴结
deep inguinal
lymph node

子宫

腹股沟浅淋巴结
superficial inguinal
lymph node

图 5-12　盆部的淋巴引流（半模式图）lymphatic drainage of pelvis（schema）

- 淋巴引流:以女性为例,子宫上部的淋巴管注入髂总淋巴结和腰淋巴结;子宫两侧的淋巴管注入腹股沟淋巴结;子宫下部的淋巴管注入髂内或髂外淋巴结。

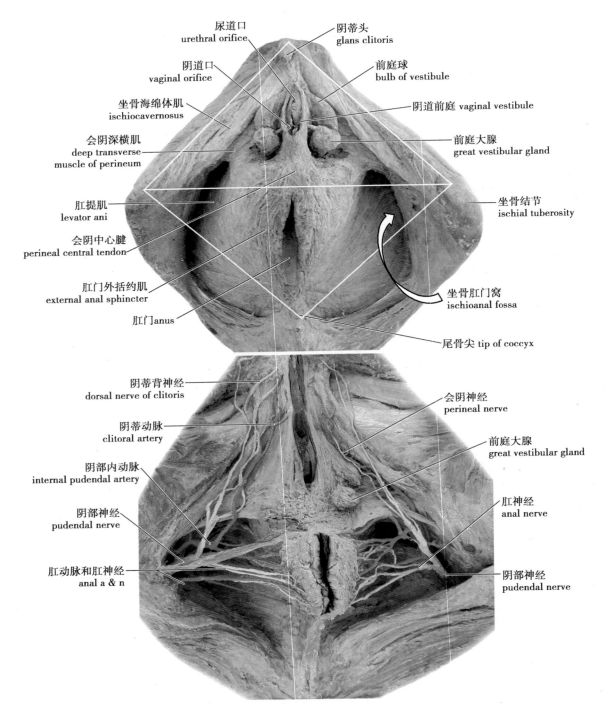

尿道口 urethral orifice
阴蒂头 glans clitoris
阴道口 vaginal orifice
前庭球 bulb of vestibule
坐骨海绵体肌 ischiocavernosus
阴道前庭 vaginal vestibule
会阴深横肌 deep transverse muscle of perineum
前庭大腺 great vestibular gland
肛提肌 levator ani
坐骨结节 ischial tuberosity
会阴中心腱 perineal central tendon
肛门外括约肌 external anal sphincter
肛门 anus
坐骨肛门窝 ischioanal fossa
尾骨尖 tip of coccyx
阴蒂背神经 dorsal nerve of clitoris
会阴神经 perineal nerve
阴蒂动脉 clitoral artery
前庭大腺 great vestibular gland
阴部内动脉 internal pudendal artery
阴部神经 pudendal nerve
肛神经 anal nerve
肛动脉和肛神经 anal a & n
阴部神经 pudendal nerve

图 5-13　女性会阴及会阴内结构 female perineum and its contents

- 前庭球和前庭大腺：居尿生殖三角内。前者为阴道口两侧的海绵体样组织；后者为居前庭球后端的豆样腺体，其导管开口于阴道口。
- 坐骨肛门窝：位于坐骨结节与肛管之间的锥形结缔组织间隙，含血管神经及大量脂肪。
- 阴部管：又称 Alcock 管，由闭孔筋膜在坐骨肛门窝外侧壁形成的管隙。

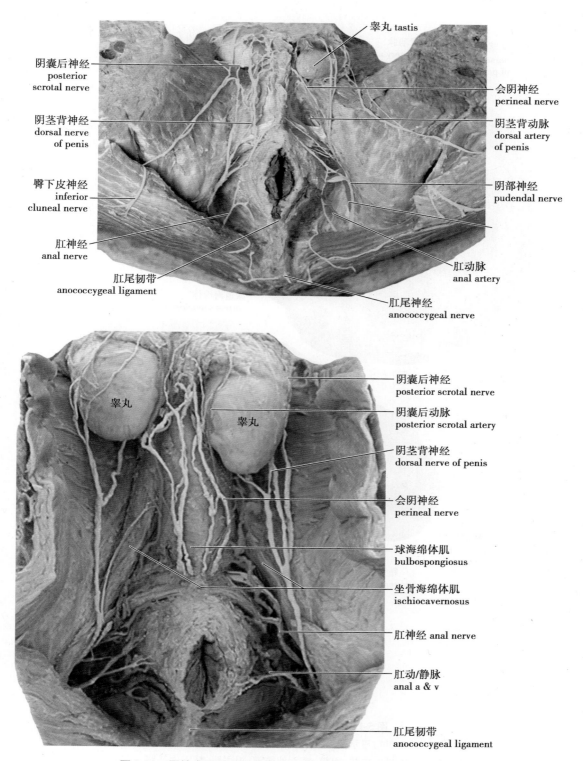

图 5-14　男性会阴及会阴内结构 male perineum and its contents

- 坐骨肛门窝内结构：阴部内动脉、阴部神经。二者经坐骨小孔通过阴部管进入肛门直肠窝，分支分布至会阴。

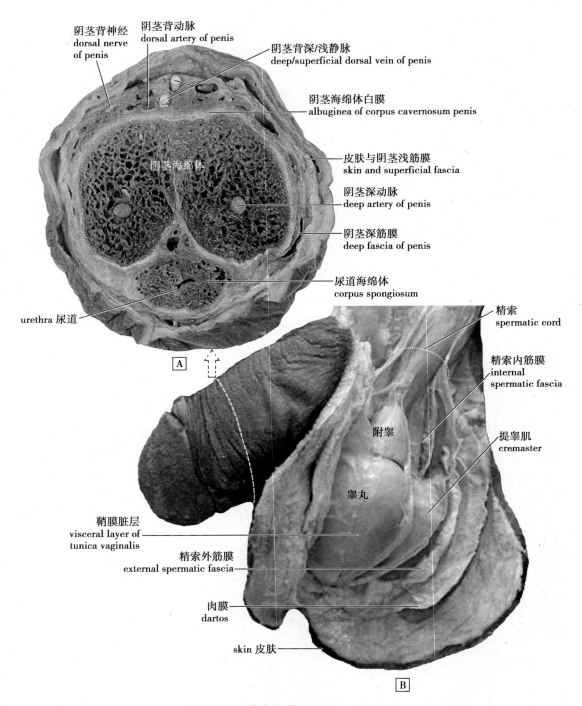

图 5-15　阴囊和阴茎 scrotum and penis

- 阴茎横断面（A 图）：显示阴茎的层次结构。
- 阴囊的层次（B 图）：皮肤、肉膜、精索外筋膜、提睾肌、精索内筋膜和睾丸鞘膜。
- 肉膜：阴囊皮下的浅筋膜。含平滑肌，遇冷收缩，使阴囊皮肤皱缩。

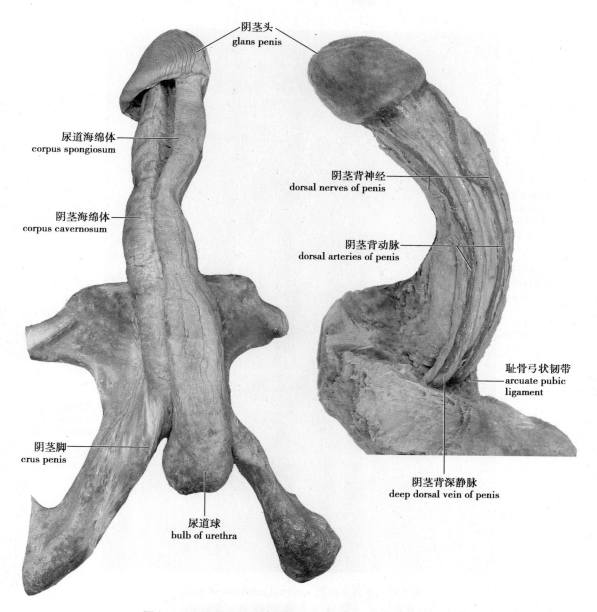

阴茎头
glans penis

尿道海绵体
corpus spongiosum

阴茎海绵体
corpus cavernosum

阴茎脚
crus penis

尿道球
bulb of urethra

阴茎背神经
dorsal nerves of penis

阴茎背动脉
dorsal arteries of penis

耻骨弓状韧带
arcuate pubic ligament

阴茎背深静脉
deep dorsal vein of penis

图 5-16　阴茎及其神经血管 penis and its nerves and vessels

- 阴茎构造:由三条海绵体构成。尿道海绵体前端膨大,质软,称阴茎头(龟头);后端膨粗称尿道球。两条阴茎海绵体的前端合并呈锥状,末端质硬,嵌于龟头内。
- 阴蒂与阴茎:两者同源,结构相似。女性尿道海绵体分为两半,形成前庭球,居阴道口两侧。

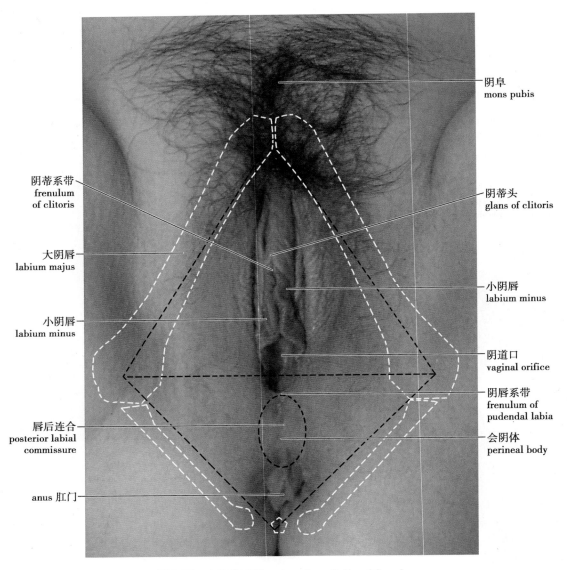

阴阜
mons pubis

阴蒂系带
frenulum
of clitoris

阴蒂头
glans of clitoris

大阴唇
labium majus

小阴唇
labium minus

小阴唇
labium minus

阴道口
vaginal orifice

阴唇系带
frenulum of
pudendal labia

唇后连合
posterior labial
commissure

会阴体
perineal body

anus 肛门

图 5-17　女外生殖器 external genitalia of female

- 女外阴：即女外生殖器。包括阴阜、大阴唇、小阴唇、阴蒂、阴道前庭等。
- 会阴体：又称会阴中心腱，居肛门与阴道前庭之间，男性者居肛门与阴囊根部之间，为纤维性结缔组织结构，供会阴部诸肌附着。
- 临床意义：会阴中心腱是维持盆底稳定性的重要结构，分娩时须注意保护，勿损伤。

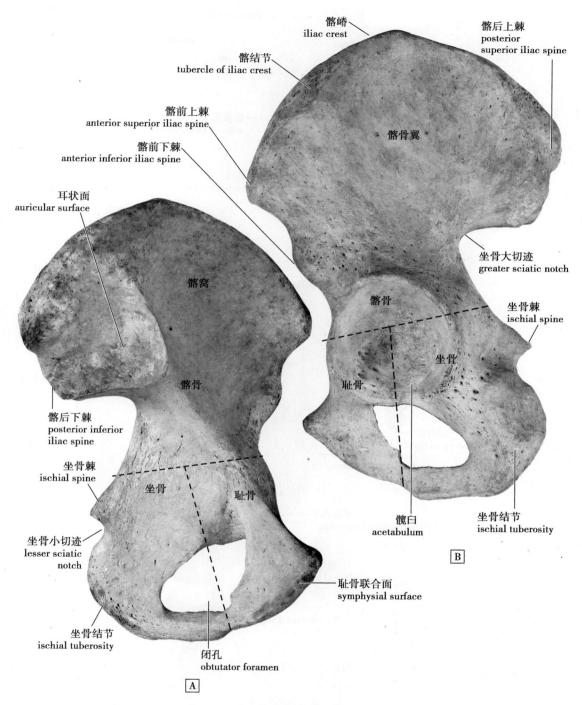

图 5-18 髋骨 hip bone

- 髋骨：参与构成骨盆。由髂骨、坐骨和耻骨发育而成，16 岁左右三骨在髋臼处愈合。
- 髋骨内面（A 图）；髋骨外面（B 图）。

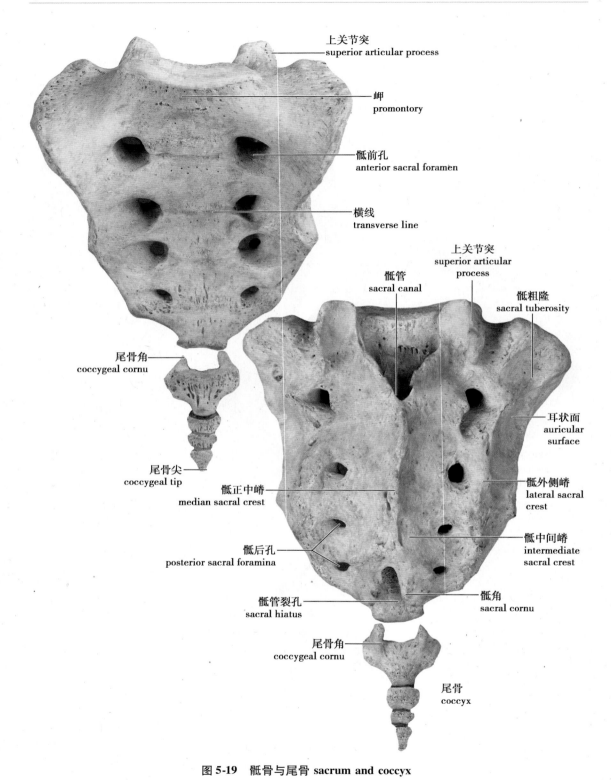

上关节突
superior articular process

岬
promontory

骶前孔
anterior sacral foramen

横线
transverse line

上关节突
superior articular
process

骶管
sacral canal

骶粗隆
sacral tuberosity

尾骨角
coccygeal cornu

尾骨尖
coccygeal tip

骶正中嵴
median sacral crest

骶后孔
posterior sacral foramina

骶管裂孔
sacral hiatus

尾骨角
coccygeal cornu

耳状面
auricular
surface

骶外侧嵴
lateral sacral
crest

骶中间嵴
intermediate
sacral crest

骶角
sacral cornu

尾骨
coccyx

图 5-19　骶骨与尾骨 sacrum and coccyx

- 骶骨:由 5 块骶椎融合而成。
- 尾骨:由 3~4 块退化的尾椎愈合而成,与骶骨一起构成骨盆后壁。

第六章

脊　柱　区

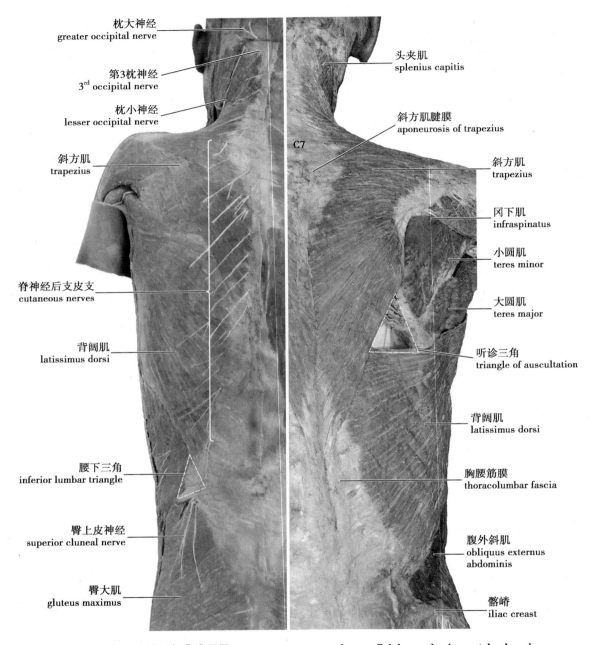

图 6-1　脊柱区皮神经与背浅层肌 cutaneous nerves and superficial muscles in vertebral region

- 脊柱区：为脊柱后方及其两侧的区域。上界为枕外隆突和上项线，下界至尾骨尖。分为项、背、腰和骶尾区。
- 皮神经：来自节段性脊神经的后支。
- 背肌：分浅、中、深三层。浅层和中层肌止于上肢骨，又称背外在肌；深层为背内在肌。
- 听诊三角（肩胛旁三角）：由背阔肌、斜方肌和肩胛骨围成。是呼吸音听诊最清晰的部位。

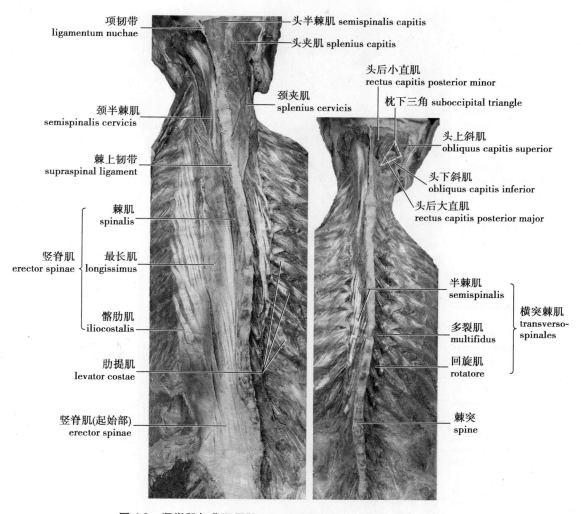

项韧带 ligamentum nuchae
头半棘肌 semispinalis capitis
头夹肌 splenius capitis
颈半棘肌 semispinalis cervicis
颈夹肌 splenius cervicis
头后小直肌 rectus capitis posterior minor
枕下三角 suboccipital triangle
头上斜肌 obliquus capitis superior
头下斜肌 obliquus capitis inferior
头后大直肌 rectus capitis posterior major
棘上韧带 supraspinal ligament
棘肌 spinalis
竖脊肌 erector spinae
最长肌 longissimus
半棘肌 semispinalis
横突棘肌 transverso-spinales
多裂肌 multifidus
髂肋肌 iliocostalis
回旋肌 rotatore
肋提肌 levator costae
棘突 spine
竖脊肌(起始部) erector spinae

图 6-2 竖脊肌与背深层肌 erector spinae and dorsal deep muscles

- 竖脊肌:脊柱强有力的伸肌。受节段性脊神经后支支配。
- 背外在肌:受副神经及臂丛神经支配,如斜方肌、肩胛提肌、上后锯肌等,可参与呼吸。
- 背内在肌:受节段性脊神经后支支配,如竖脊肌、横突棘肌等。主要维持脊柱姿势。

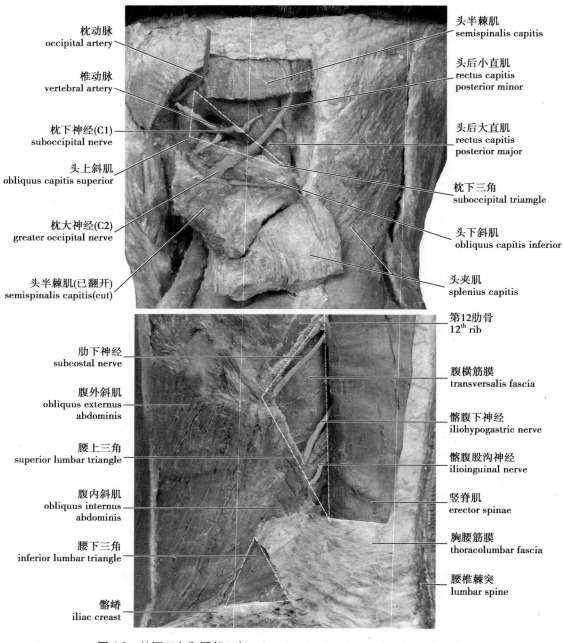

枕动脉
occipital artery

椎动脉
vertebral artery

枕下神经(C1)
suboccipital nerve

头上斜肌
obliquus capitis superior

枕大神经(C2)
greater occipital nerve

头半棘肌(已翻开)
semispinalis capitis(cut)

头半棘肌
semispinalis capitis

头后小直肌
rectus capitis
posterior minor

头后大直肌
rectus capitis
posterior major

枕下三角
suboccipital triamgle

头下斜肌
obliquus capitis inferior

头夹肌
splenius capitis

肋下神经
subcostal nerve

腹外斜肌
obliquus externus
abdominis

腰上三角
superior lumbar triangle

腹内斜肌
obliquus internus
abdominis

腰下三角
inferior lumbar triangle

髂嵴
iliac creast

第12肋骨
12th rib

腹横筋膜
transversalis fascia

髂腹下神经
iliohypogastric nerve

髂腹股沟神经
ilioinguinal nerve

竖脊肌
erector spinae

胸腰筋膜
thoracolumbar fascia

腰椎棘突
lumbar spine

图 6-3 枕下三角和腰部三角 suboccipital triangle and lumbar triangles

- 枕下三角:由头后大直肌、头上斜肌和头下斜肌围成,内有椎动脉和枕下神经。
- 腰上三角:由竖脊肌、腹内斜肌和第 12 肋围成,是肾腹膜外手术的入路点。
- 腰下三角:由髂嵴、腹外斜肌和背阔肌围成,是腰疝的好发部位。

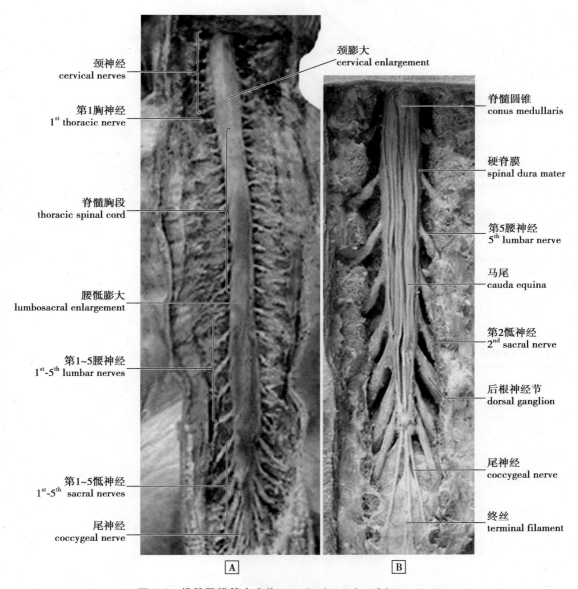

颈神经
cervical nerves

第1胸神经
1st thoracic nerve

脊髓胸段
thoracic spinal cord

腰骶膨大
lumbosacral enlargement

第1~5腰神经
1st-5th lumbar nerves

第1~5骶神经
1st-5th sacral nerves

尾神经
coccygeal nerve

颈膨大
cervical enlargement

脊髓圆锥
conus medullaris

硬脊膜
spinal dura mater

第5腰神经
5th lumbar nerve

马尾
cauda equina

第2骶神经
2nd sacral nerve

后根神经节
dorsal ganglion

尾神经
coccygeal nerve

终丝
terminal filament

A　　　　　B

图 6-4　椎管及椎管内容物 vertebral canal and its contents

- 原位脊髓:椎板及其之后的结构被移除;显示硬脊膜及其两侧的脊神经(A 图)。
- 脊髓被膜:自内向外依次为软脊膜、蛛网膜和硬脊膜。
- 蛛网膜下隙:居蛛网膜与软脊膜之间,含脑脊液和脊神经根。
- 终池与马尾(B 图):第 1 腰椎至第 2 骶椎范围内的蛛网膜下隙,称终池,内含脊神经根,即马尾。

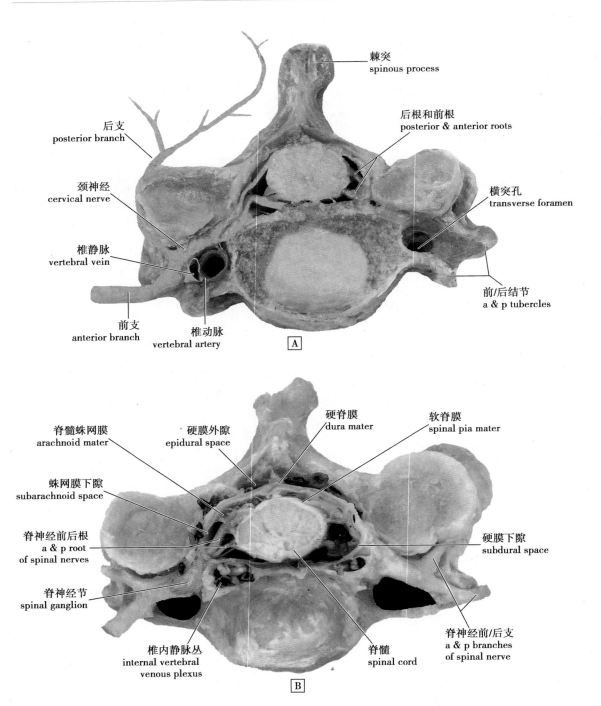

图 6-5　椎管、椎间孔及脊神经 vertebral canal, intervertebral foramen and spinal nerve

- 脊神经：由运动性前根和感觉性后根在椎间孔处合成；再分为混合性前支和后支(A 图)。
- 硬膜外隙：硬脊膜与椎骨骨膜之间的潜在间隙。是硬膜外麻醉的部位(B 图)。
- 硬膜下隙：居硬膜与蛛网膜之间，不宜辨认。
- 蛛网膜下隙：居蛛网膜与软脊膜之间，宽阔，含脑脊液。第一腰椎以下的蛛网膜下隙称终池。是抽取脑脊液的部位。

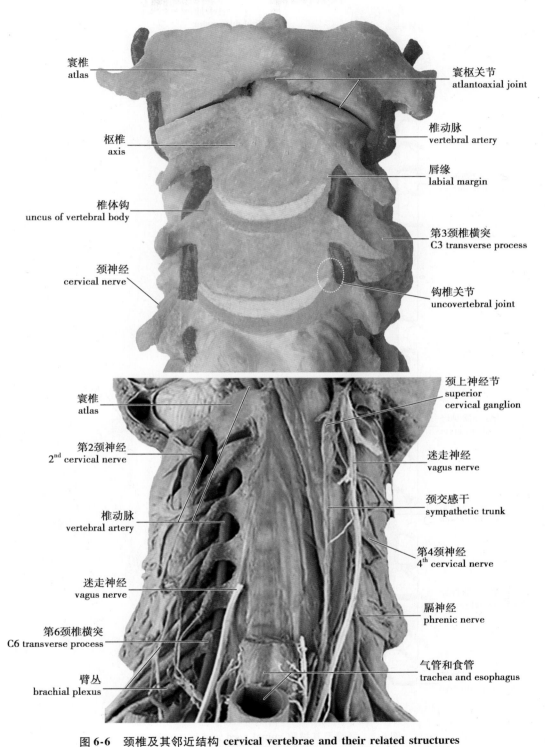

图 6-6　颈椎及其邻近结构 cervical vertebrae and their related structures

- 钩椎关节:由相邻颈椎椎体前外侧缘的突起构成,又称 Luscka 关节,非运动意义上的关节。

- 椎动脉:穿行于第 6 至第 1 颈椎的横突孔中。颈神经:经同序数椎骨横突的上面穿出。

189

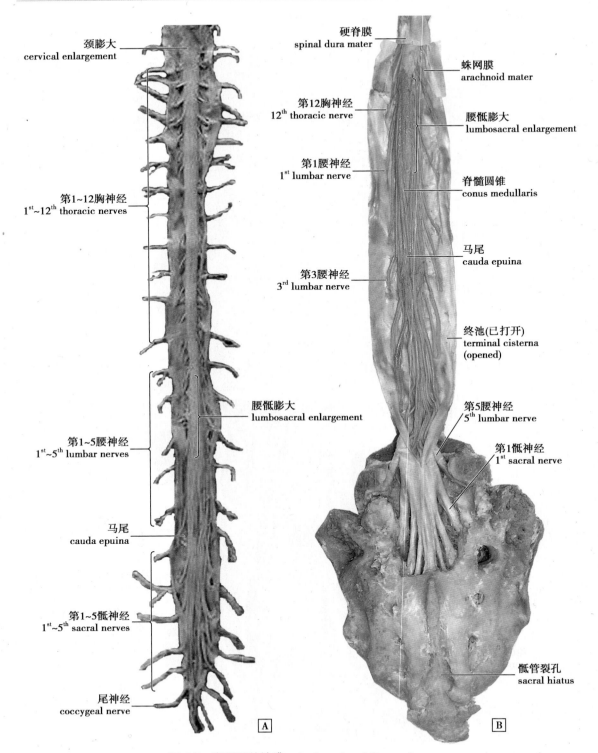

颈膨大
cervical enlargement

硬脊膜
spinal dura mater

蛛网膜
arachnoid mater

第12胸神经
12th thoracic nerve

腰骶膨大
lumbosacral enlargement

第1腰神经
1st lumbar nerve

脊髓圆锥
conus medullaris

第1~12胸神经
1st~12th thoracic nerves

第3腰神经
3rd lumbar nerve

马尾
cauda epuina

终池(已打开)
terminal cisterna
(opened)

腰骶膨大
lumbosacral enlargement

第1~5腰神经
1st~5th lumbar nerves

第5腰神经
5th lumbar nerve

第1骶神经
1st sacral nerve

马尾
cauda epuina

第1~5骶神经
1st~5th sacral nerves

骶管裂孔
sacral hiatus

尾神经
coccygeal nerve

A

B

图 6-7　脊髓及其被膜 spinal cord and its meninges

- 脊髓节段：每对脊神经所对应的脊髓为一个脊髓节段。
- 颈膨大与腰骶膨大（A 图）：分别位于 $C_4 \sim T_1$ 脊髓节段和 $L_1 \sim S_3$ 脊髓节段。
- 骶管裂孔：骶管麻醉的部位（B 图）。

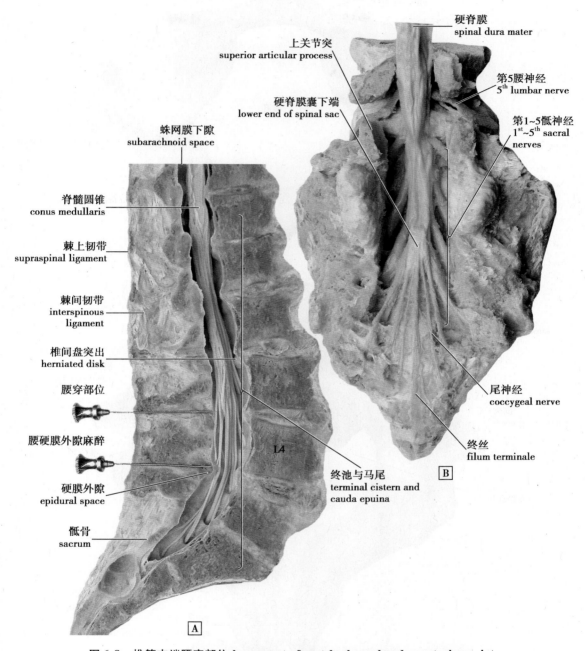

硬脊膜
spinal dura mater

上关节突
superior articular process

第5腰神经
5th lumbar nerve

硬脊膜囊下端
lower end of spinal sac

第1~5骶神经
1st~5th sacral nerves

蛛网膜下隙
subarachnoid space

脊髓圆锥
conus medullaris

棘上韧带
supraspinal ligament

棘间韧带
interspinous ligament

椎间盘突出
herniated disk

腰穿部位

尾神经
coccygeal nerve

腰硬膜外隙麻醉

硬膜外隙
epidural space

终丝
filum terminale

骶骨
sacrum

L4

终池与马尾
terminal cistern and cauda epuina

B

A

图 6-8　椎管末端腰穿部位 lower part of vertebral canal and puncturing points

- 终池:正中矢状断面观(A图);后面观(B图)。
- 终丝:将脊髓末端固定于骶骨下端的结缔组织细索。
- 脑脊液穿刺:在第4和第5腰椎棘突之间进针。针刺入硬脊膜时,有突破感,并有脑脊液流出。

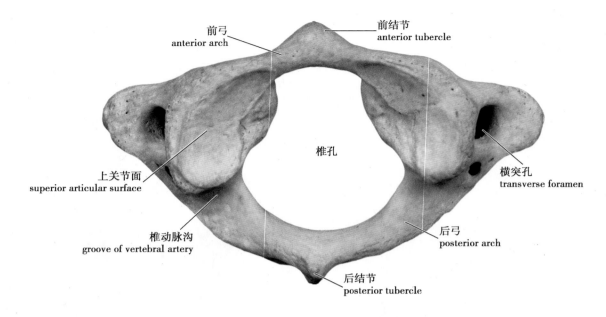

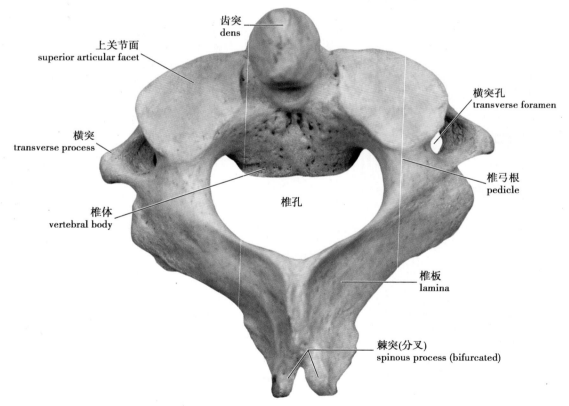

图 6-9 寰椎和枢椎(上面) atlas and axis(superior view)

- 寰椎:椎体的一部分分离,并与枢椎椎体愈合,形成齿突。寰椎上关节面与枕骨髁形成寰枕关节,称 "yes"关节,做"点头"运动。
- 枢椎:椎体上有齿突。枢椎与寰椎形成寰枢关节,称"no"关节,做"摇头"动作。

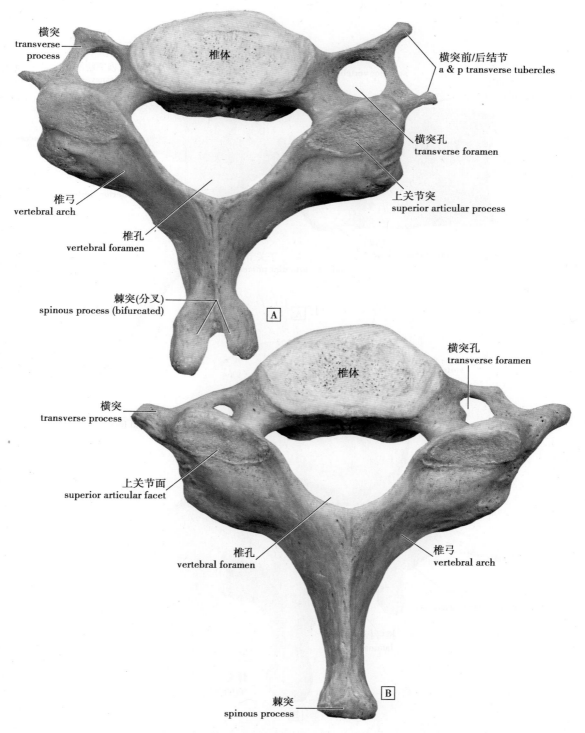

横突
transverse
process

椎体

横突前/后结节
a & p transverse tubercles

横突孔
transverse foramen

上关节突
superior articular process

椎弓
vertebral arch

椎孔
vertebral foramen

棘突(分叉)
spinous process (bifurcated)

A

横突孔
transverse foramen

椎体

横突
transverse process

上关节面
superior articular facet

椎孔
vertebral foramen

椎弓
vertebral arch

棘突
spinous process

B

图 6-10　第 6 颈椎和第 7 颈椎（上面）6ᵗʰ and 7ᵗʰ cervical vertebrae（superior view）

- 第 6 颈椎（A 图）：为典型颈椎。椎孔宽阔，横突前结节粗大，称颈动脉结节。
- 第 7 颈椎（B 图）：称隆椎，是与胸椎的过渡类型。棘突长，不分叉，可在体表摸到。

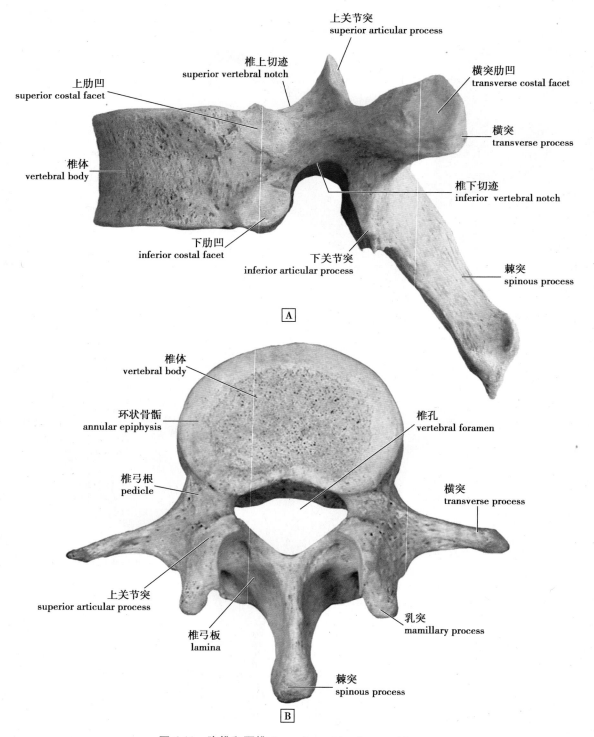

图 6-11　胸椎和腰椎 thoracic and lumbar vertebrae

- 第 6 胸椎(侧面,A 图):是学习椎骨一般结构的典型标本。包括椎体、椎弓和突起。
- 第 3 腰椎(上面,B 图):腰椎横突为退化的肋,腰椎乳突则是腰椎横突的原基。

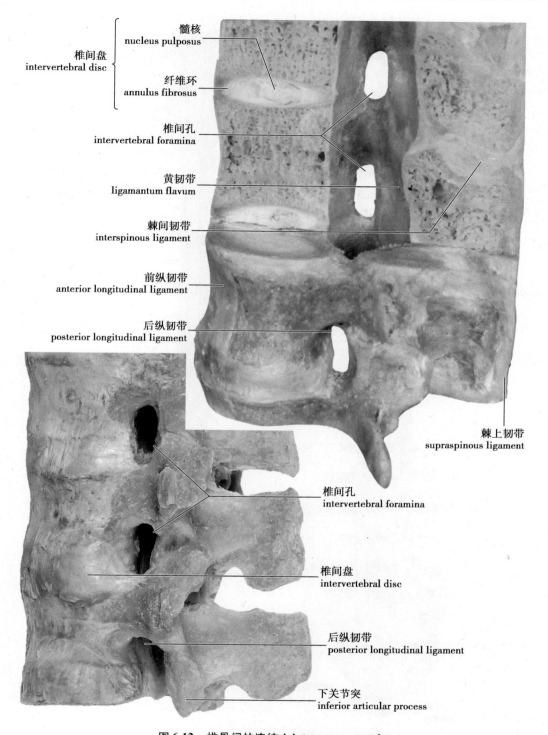

髓核
nucleus pulposus

椎间盘
intervertebral disc

纤维环
annulus fibrosus

椎间孔
intervertebral foramina

黄韧带
ligamantum flavum

棘间韧带
interspinous ligament

前纵韧带
anterior longitudinal ligament

后纵韧带
posterior longitudinal ligament

棘上韧带
supraspinous ligament

椎间孔
intervertebral foramina

椎间盘
intervertebral disc

后纵韧带
posterior longitudinal ligament

下关节突
inferior articular process

图 6-12　椎骨间的连结 joints among vertebrae

- 椎间盘:由纤维环和髓核构成,连结相邻两个椎体。关节突关节:由相邻椎骨关节突的关节面构成。
  具备典型关节结构。
- 韧带:包括长的前纵、后纵、棘上韧带;短的黄韧带、横突间、棘突间韧带。
- 椎间孔:位于相邻的椎弓根之间,有脊神经通过。

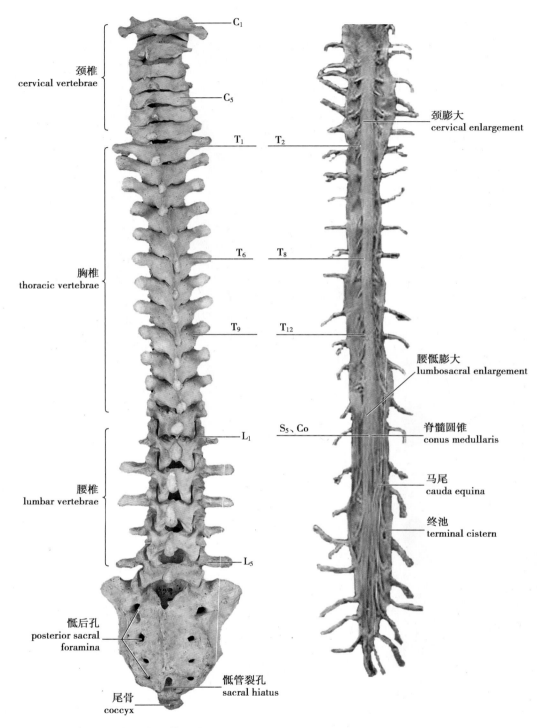

图 6-13 椎骨序数与脊髓节段的关系 relationship between ordinal numbers of vertebrae and segments of spinal cord

- 颈膨大：居 $C_4 \sim T_1$ 脊髓节段。对应第 3~7 颈椎。
- 腰骶膨大：居 $L_1 \sim S_3$ 脊髓节段。对应第 10 胸椎~第 1 腰椎。

▶ 第七章

上　肢

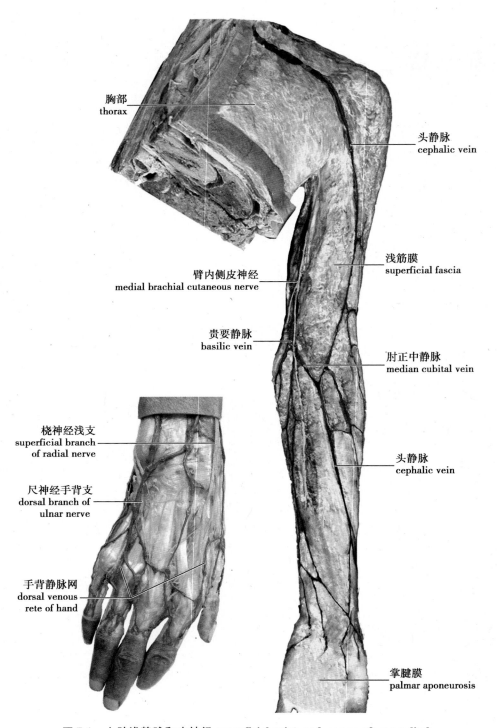

胸部
thorax

头静脉
cephalic vein

浅筋膜
superficial fascia

臂内侧皮神经
medial brachial cutaneous nerve

贵要静脉
basilic vein

肘正中静脉
median cubital vein

桡神经浅支
superficial branch
of radial nerve

尺神经手背支
dorsal branch of
ulnar nerve

头静脉
cephalic vein

手背静脉网
dorsal venous
rete of hand

掌腱膜
palmar aponeurosis

图 7-1 上肢浅静脉和皮神经 superficial veins and nerves of upper limb

- 上肢:分为肩、臂、肘、前臂、腕和手6个部分。上端通过肩部与颈、胸和背部相接。
- 浅静脉:头静脉和贵要静脉,起自手背静脉网的外侧和内侧;肘正中静脉将二静脉联通。
- 皮神经:包括臂内侧、臂后、前臂内侧、前臂外侧皮神经和正中、桡、尺神经的皮支。

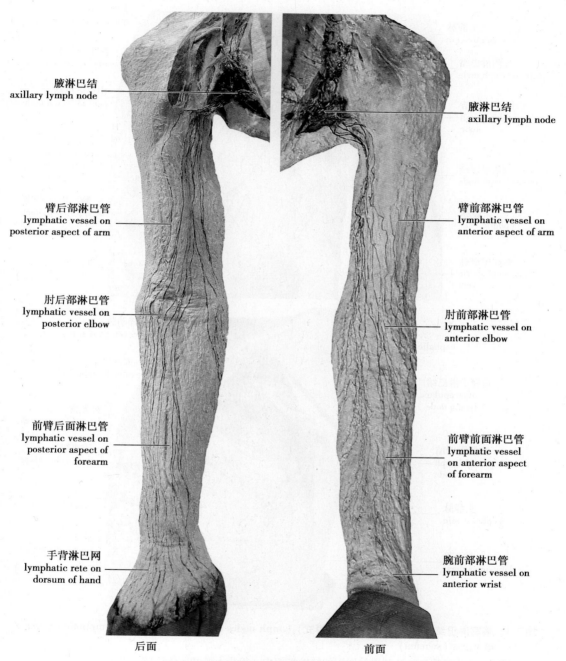

腋淋巴结
axillary lymph node

腋淋巴结
axillary lymph node

臂后部淋巴管
lymphatic vessel on
posterior aspect of arm

臂前部淋巴管
lymphatic vessel on
anterior aspect of arm

肘后部淋巴管
lymphatic vessel on
posterior elbow

肘前部淋巴管
lymphatic vessel on
anterior elbow

前臂后面淋巴管
lymphatic vessel on
posterior aspect of
forearm

前臂前面淋巴管
lymphatic vessel
on anterior aspect
of forearm

手背淋巴网
lymphatic rete on
dorsum of hand

腕前部淋巴管
lymphatic vessel on
anterior wrist

后面　　　　　　　　　前面

图 7-2　上肢浅淋巴管 superficial lymphatic ducts of upper limb

- 标本制备：蓝色液体颜料经指尖注入，由淋巴管运至腋淋巴结，显示上肢浅淋巴管全貌。

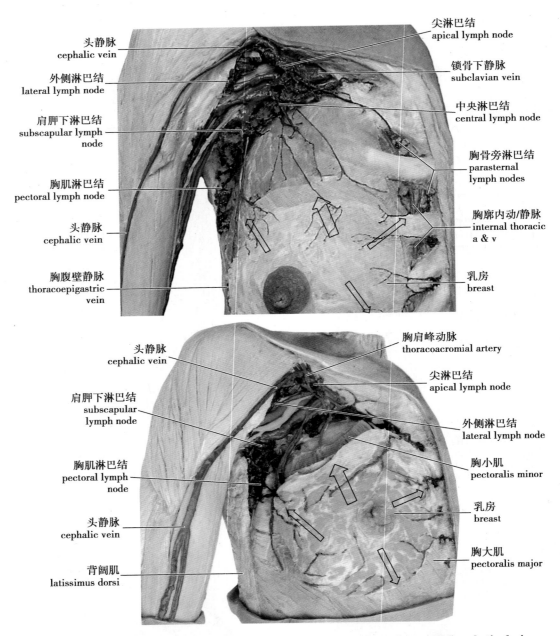

图 7-3 腋窝淋巴结与乳房淋巴引流（半模式） lymph nodes of axillary fossa and lymphatic drainage of breast (schema)

- 腋淋巴结：位于腋静脉及其属支周围的结缔组织中。接受上肢和胸侧壁的淋巴管。
- 乳房淋巴引流：约75%淋巴液回流至腋窝淋巴结。另可引流至胸骨旁淋巴结和腹部的淋巴结等（箭头表示淋巴引流方向）。

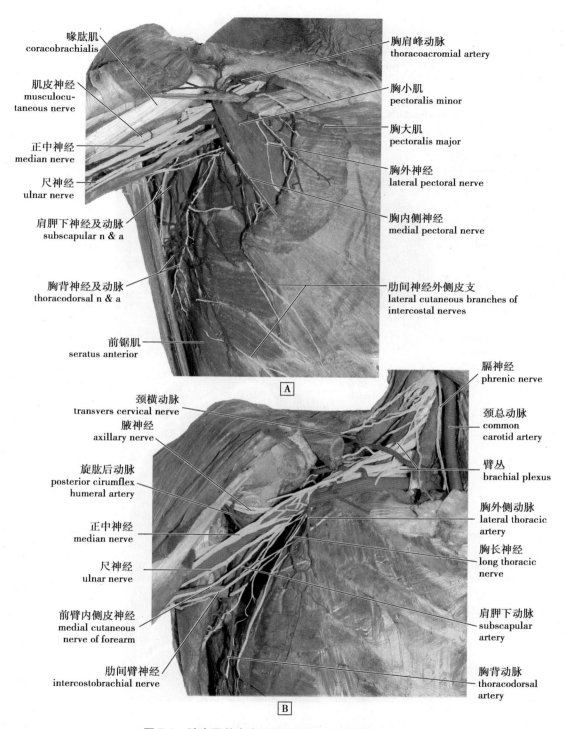

喙肱肌
coracobrachialis

肌皮神经
musculocu-
taneous nerve

正中神经
median nerve

尺神经
ulnar nerve

肩胛下神经及动脉
subscapular n & a

胸背神经及动脉
thoracodorsal n & a

前锯肌
seratus anterior

胸肩峰动脉
thoracoacromial artery

胸小肌
pectoralis minor

胸大肌
pectoralis major

胸外神经
lateral pectoral nerve

胸内侧神经
medial pectoral nerve

肋间神经外侧皮支
lateral cutaneous branches of
intercostal nerves

A

颈横动脉
transvers cervical nerve

腋神经
axillary nerve

旋肱后动脉
posterior cirumflex
humeral artery

正中神经
median nerve

尺神经
ulnar nerve

前臂内侧皮神经
medial cutaneous
nerve of forearm

肋间臂神经
intercostobrachial nerve

膈神经
phrenic nerve

颈总动脉
common
carotid artery

臂丛
brachial plexus

胸外侧动脉
lateral thoracic
artery

胸长神经
long thoracic
nerve

肩胛下动脉
subscapular
artery

胸背动脉
thoracodorsal
artery

B

图 7-4 腋窝及其内容 axillary fossa and its contents

- 腋窝:有前、后、内、外四壁,是颈、胸与上肢之间的通道。
- 内容:臂丛及其分支、腋动脉及其分支、腋静脉及其属支、淋巴结与脂肪组织。
- A 图:腋窝结构与胸小肌和锁骨的关系;B 图:腋窝结构与颈部的连续关系。

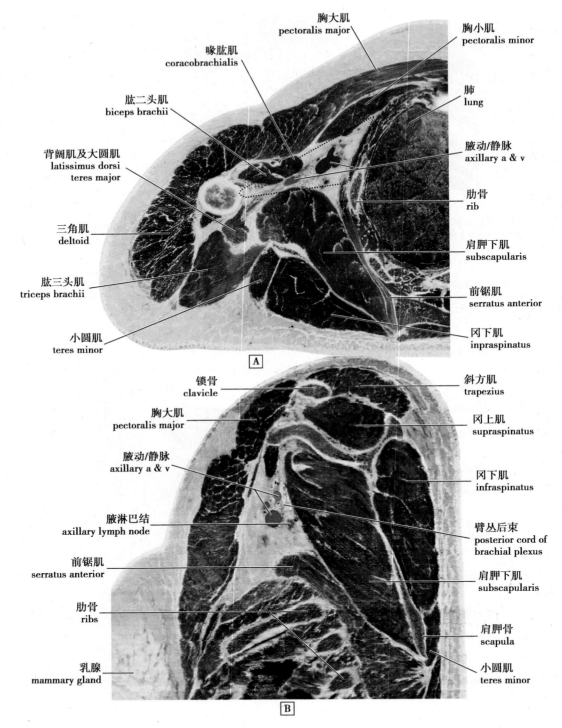

胸大肌
pectoralis major

喙肱肌
coracobrachialis

肱二头肌
biceps brachii

背阔肌及大圆肌
latissimus dorsi
teres major

三角肌
deltoid

肱三头肌
triceps brachii

小圆肌
teres minor

胸小肌
pectoralis minor

肺
lung

腋动/静脉
axillary a & v

肋骨
rib

肩胛下肌
subscapularis

前锯肌
serratus anterior

冈下肌
inpraspinatus

A

锁骨
clavicle

胸大肌
pectoralis major

腋动/静脉
axillary a & v

腋淋巴结
axillary lymph node

前锯肌
serratus anterior

肋骨
ribs

乳腺
mammary gland

斜方肌
trapezius

冈上肌
supraspinatus

冈下肌
infraspinatus

臂丛后束
posterior cord of
brachial plexus

肩胛下肌
subscapularis

肩胛骨
scapula

小圆肌
teres minor

B

图 7-5　腋窝断面 sections of axillary fossa

- 腋窝各壁及内容（A 图）：前壁为胸大肌与胸小肌；后壁是肩胛下肌；内侧壁有前锯肌，外侧壁是结节间沟（平肱骨外科颈的横断面，上面观）。
- 腋窝前后壁与腋窝内结构（B 图）：过胸侧壁的矢状切面（外侧观）。

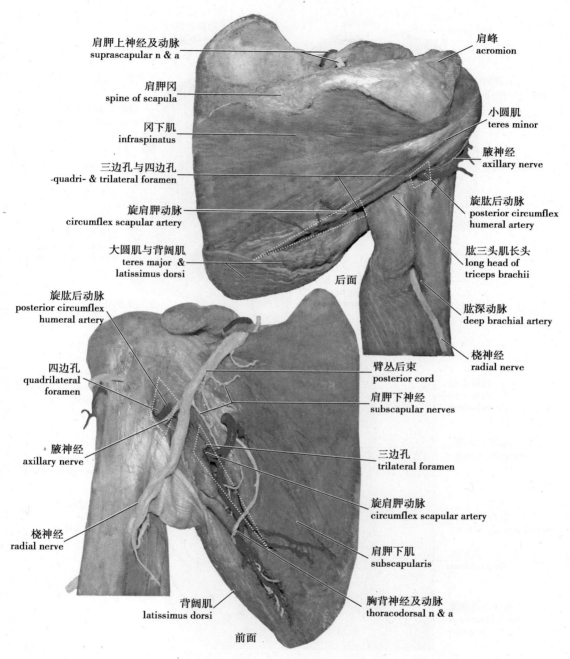

肩胛上神经及动脉
suprascapular n & a

肩峰
acromion

肩胛冈
spine of scapula

冈下肌
infraspinatus

小圆肌
teres minor

腋神经
axillary nerve

三边孔与四边孔
-quadri- & trilateral foramen

旋肩胛动脉
circumflex scapular artery

旋肱后动脉
posterior circumflex
humeral artery

大圆肌与背阔肌
teres major ＆
latissimus dorsi

肱三头肌长头
long head of
triceps brachii

后面

旋肱后动脉
posterior circumflex
humeral artery

肱深动脉
deep brachial artery

四边孔
quadrilateral
foramen

桡神经
radial nerve

臂丛后束
posterior cord

肩胛下神经
subscapular nerves

腋神经
axillary nerve

三边孔
trilateral foramen

旋肩胛动脉
circumflex scapular artery

桡神经
radial nerve

肩胛下肌
subscapularis

背阔肌
latissimus dorsi

胸背神经及动脉
thoracodorsal n & a

前面

图 7-6　腋窝后壁三边孔与四边孔 trilateral and quadrilateral foramina on posterior wall of axilla

- 腋窝后壁：由肩胛骨、肩胛下肌、大圆肌和背阔肌构成。臂丛后束及桡神经靠近腋窝后壁。
- 三边孔：上界，小圆肌肩胛下肌；下界，大圆肌背阔肌；外界，肱三头肌长头内侧缘。有旋肩胛动脉通过。
- 四边孔：上界和下界与三边孔相同；外界，肱骨上端；内界，肱三头肌长头外侧缘。有旋肱后动脉和腋动脉穿过。

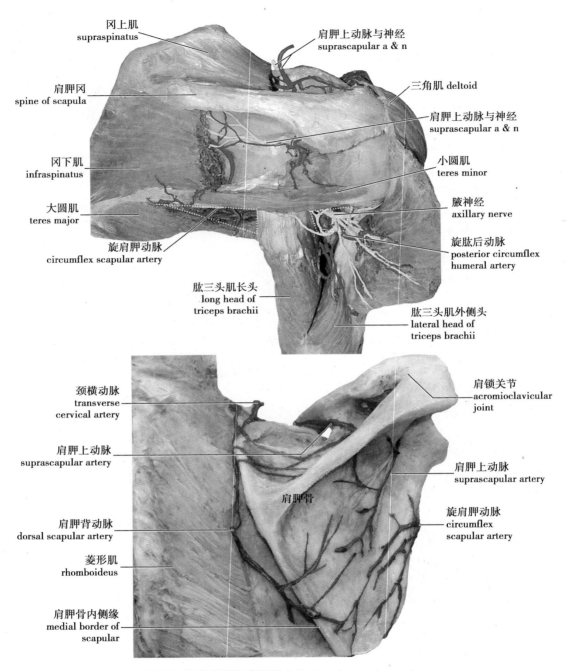

冈上肌 supraspinatus

肩胛上动脉与神经 suprascapular a & n

肩胛冈 spine of scapula

三角肌 deltoid

肩胛上动脉与神经 suprascapular a & n

冈下肌 infraspinatus

小圆肌 teres minor

大圆肌 teres major

腋神经 axillary nerve

旋肩胛动脉 circumflex scapular artery

旋肱后动脉 posterior circumflex humeral artery

肱三头肌长头 long head of triceps brachii

肱三头肌外侧头 lateral head of triceps brachii

颈横动脉 transverse cervical artery

肩锁关节 acromioclavicular joint

肩胛上动脉 suprascapular artery

肩胛上动脉 suprascapular artery

肩胛骨

肩胛背动脉 dorsal scapular artery

旋肩胛动脉 circumflex scapular artery

菱形肌 rhomboideus

肩胛骨内侧缘 medial border of scapular

图 7-7 三角肌区和肩胛区 deltoid and scapular regions

- 三角肌区:三角肌所占据的部位。有腋神经和旋肱后动脉分布。
- 肩胛区:肩胛骨后面的区域。有肩胛上动脉与肩胛上神经分布。
- 肌腱袖:肩关节的动态稳定装置。由冈上肌、冈下肌、小圆肌和肩胛下肌的肌腱与肩关节囊愈合而成。
- 肩胛动脉网:由肩胛上动脉、旋肩胛动脉、肩胛背动脉等的分支吻合形成。

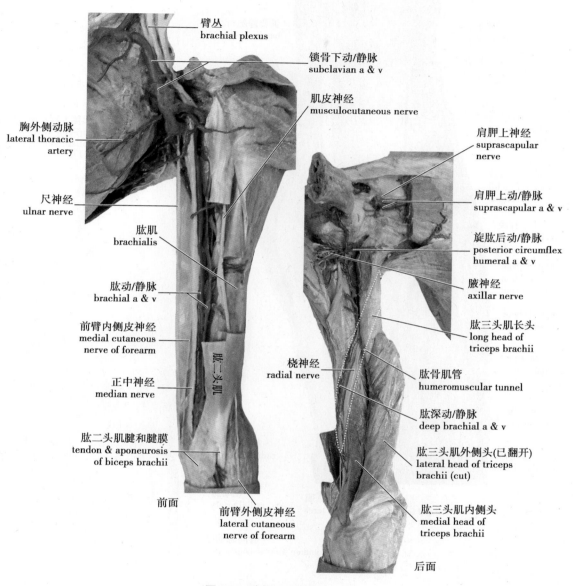

臂丛
brachial plexus

锁骨下动/静脉
subclavian a & v

肌皮神经
musculocutaneous nerve

肩胛上神经
suprascapular nerve

肩胛上动/静脉
suprascapular a & v

旋肱后动/静脉
posterior circumflex humeral a & v

腋神经
axillar nerve

胸外侧动脉
lateral thoracic artery

尺神经
ulnar nerve

肱肌
brachialis

肱动/静脉
brachial a & v

前臂内侧皮神经
medial cutaneous nerve of forearm

正中神经
median nerve

肱二头肌腱和腱膜
tendon & aponeurosis of biceps brachii

肱三头肌

桡神经
radial nerve

肱三头肌长头
long head of triceps brachii

肱骨肌管
humeromuscular tunnel

肱深动/静脉
deep brachial a & v

肱三头肌外侧头(已翻开)
lateral head of triceps brachii (cut)

肱三头肌内侧头
medial head of triceps brachii

前面

前臂外侧皮神经
lateral cutaneous nerve of forearm

后面

图 7-8　臂部 brachial region

- 内、外侧肌间隔：由臂部深筋膜发出，附着于肱骨内、外侧缘，与肱骨形成臂前、后骨筋膜鞘。分别容纳臂前、后肌群。
- 肱骨肌管：由肱三头肌与肱骨的桡神经沟围成。内有桡神经和肱深血管通过。

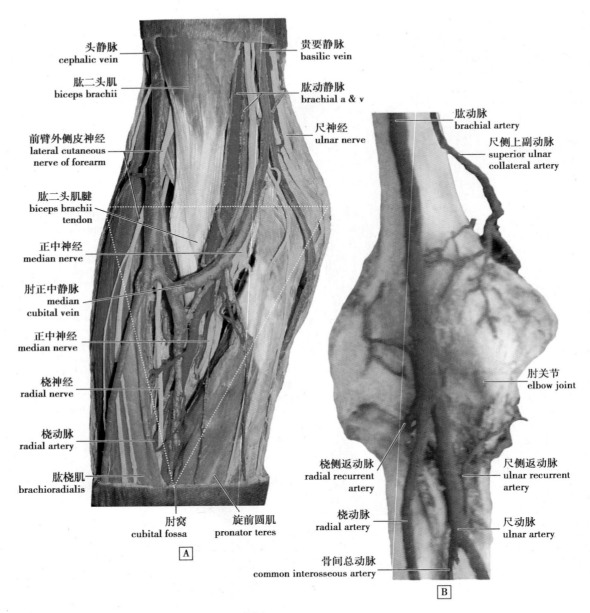

图 7-9　肘前区 anterior cubital region

- 肘窝（A 图）：由肱骨内、外上髁的连线与肱桡肌和旋前圆肌构成。内含肱二头肌肌腱、肱动脉末端及其分支桡、尺动脉与相应的伴行静脉、正中神经及肘深淋巴结。
- 肘关节动脉网（B 图）：包括桡侧副动脉与桡侧返动脉吻合；中副动脉与骨间返动脉吻合；尺侧上、下副动脉与尺侧返动脉后支吻合；尺侧下副动脉前支与尺侧返动脉吻合。

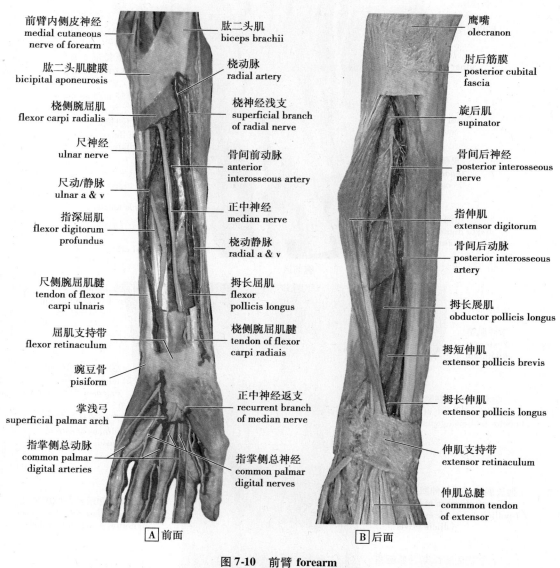

前臂内侧皮神经
medial cutaneous
nerve of forearm

肱二头肌腱膜
bicipital aponeurosis

桡侧腕屈肌
flexor carpi radialis

尺神经
ulnar nerve

尺动/静脉
ulnar a & v

指深屈肌
flexor digitorum
profundus

尺侧腕屈肌腱
tendon of flexor
carpi ulnaris

屈肌支持带
flexor retinaculum

豌豆骨
pisiform

掌浅弓
superficial palmar arch

指掌侧总动脉
common palmar
digital arteries

肱二头肌
biceps brachii

桡动脉
radial artery

桡神经浅支
superficial branch
of radial nerve

骨间前动脉
anterior
interosseous artery

正中神经
median nerve

桡动静脉
radial a & v

拇长屈肌
flexor
pollicis longus

桡侧腕屈肌腱
tendon of flexor
carpi radiais

正中神经返支
recurrent branch
of median nerve

指掌侧总神经
common palmar
digital nerves

鹰嘴
olecranon

肘后筋膜
posterior cubital
fascia

旋后肌
supinator

骨间后神经
posterior interosseous
nerve

指伸肌
extensor digitorum

骨间后动脉
posterior interosseous
artery

拇长展肌
obductor pollicis longus

拇短伸肌
extensor pollicis brevis

拇长伸肌
extensor pollicis longus

伸肌支持带
extensor retinaculum

伸肌总腱
commmon tendon
of extensor

A 前面　　　　　　　　　B 后面

图 7-10　前臂 forearm

● 前臂前面(A 图):共 9 块肌,分 4 层。图中第 1、2 层肌的大部分已切除,显示神经血管。
● 前臂后面(B 图):共 11 块肌。浅层肌被分离,显示骨间后神经(桡神经深支)和血管。

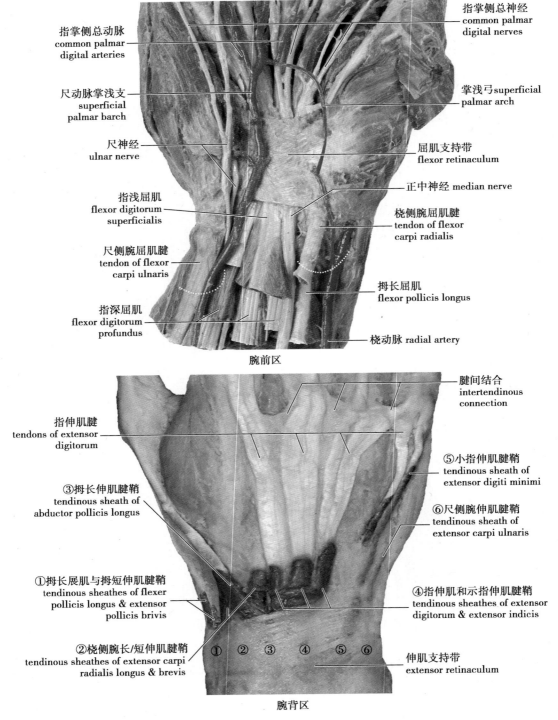

指掌侧总动脉
common palmar
digital arteries

指掌侧总神经
common palmar
digital nerves

尺动脉掌浅支
superficial
palmar barch

掌浅弓 superficial
palmar arch

尺神经
ulnar nerve

屈肌支持带
flexor retinaculum

指浅屈肌
flexor digitorum
superficialis

正中神经 median nerve

桡侧腕屈肌腱
tendon of flexor
carpi radialis

尺侧腕屈肌腱
tendon of flexor
carpi ulnaris

拇长屈肌
flexor pollicis longus

指深屈肌
flexor digitorum
profundus

桡动脉 radial artery

腕前区

腱间结合
intertendinous
connection

指伸肌腱
tendons of extensor
digitorum

⑤小指伸肌腱鞘
tendinous sheath of
extensor digiti minimi

③拇长伸肌腱鞘
tendinous sheath of
abductor pollicis longus

⑥尺侧腕伸肌腱鞘
tendinous sheath of
extensor carpi ulnaris

①拇长展肌与拇短伸肌腱鞘
tendinous sheathes of flexor
pollicis longus & extensor
pollicis brivis

④指伸肌和示指伸肌腱鞘
tendinous sheathes of extensor
digitorum & extensor indicis

②桡侧腕长/短伸肌腱鞘
tendinous sheathes of extensor carpi
radialis longus & brevis

① ② ③ ④ ⑤ ⑥

伸肌支持带
extensor retinaculum

腕背区

图 7-11 腕部—腕前区和腕背区 wrist—anterior and posterior regions

- 腕管:由屈肌支持带与腕骨沟围成的管隙,含屈肌总腱、拇长屈肌腱和正中神经等。
- 桡侧三联体:桡动脉、桡侧腕屈肌腱和拇长屈肌腱;尺侧三联体:尺动脉、尺神经和尺侧腕屈肌腱;正中二联体:掌长肌腱和正中神经。
- 伸肌支持带:向深面发出5个纤维隔附着于骨面,形成6个骨筋膜鞘,有9条韧带通过。

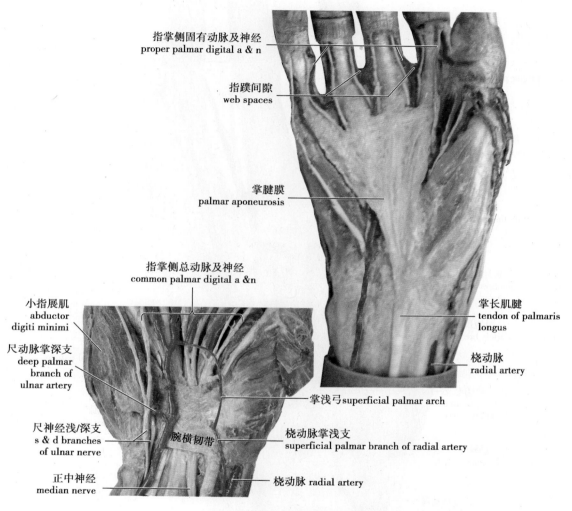

指掌侧固有动脉及神经
proper palmar digital a & n

指蹼间隙
web spaces

掌腱膜
palmar aponeurosis

指掌侧总动脉及神经
common palmar digital a &n

小指展肌
abductor
digiti minimi

尺动脉掌深支
deep palmar
branch of
ulnar artery

尺神经浅/深支
s & d branches
of ulnar nerve

正中神经
median nerve

腕横韧带

掌长肌腱
tendon of palmaris
longus

桡动脉
radial artery

掌浅弓 superficial palmar arch

桡动脉掌浅支
superficial palmar branch of radial artery

桡动脉 radial artery

图 7-12 手掌 palm

- 掌腱膜:掌长肌腱的纤维在手掌部散开,与深筋膜愈合。覆盖着掌浅弓。
- 掌浅弓:由较粗的尺动脉终支与较细的桡动脉掌浅支吻合形成。
- 腕掌侧韧带:前臂深筋膜在腕部的增厚。与腕背侧韧带(伸肌支持带)相续。
- 屈肌支持带:又称腕横韧带,为封闭腕管的致密而坚韧的结缔组织板。

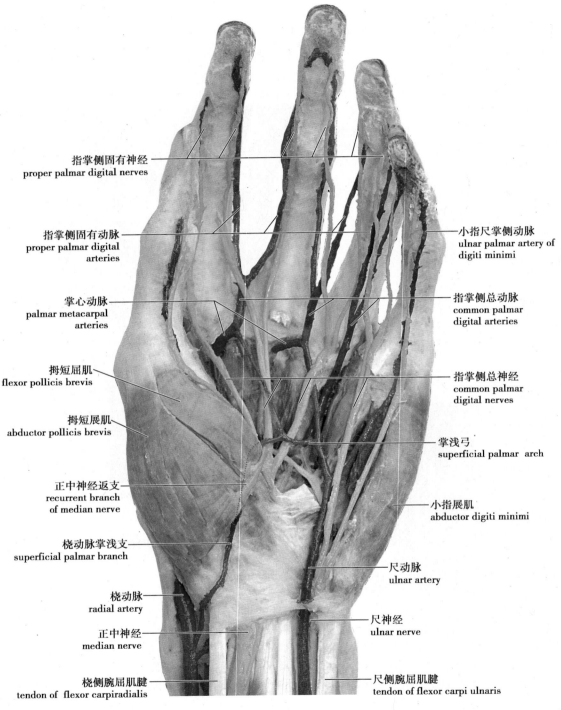

图7-13 掌浅弓、正中神经与尺神经及其分支 superficial palmar arch and branches of median and ulnar nerves

- 掌浅弓:由桡动脉掌浅支和尺动脉终支形成。
- 正中神经返支:支配鱼际肌。损伤后,鱼际肌瘫痪,拇指掌侧变平。
- 正中神经和尺神经:前者主要分布至外侧三个半指的掌侧。后者至内侧一个半指的掌侧与背侧。

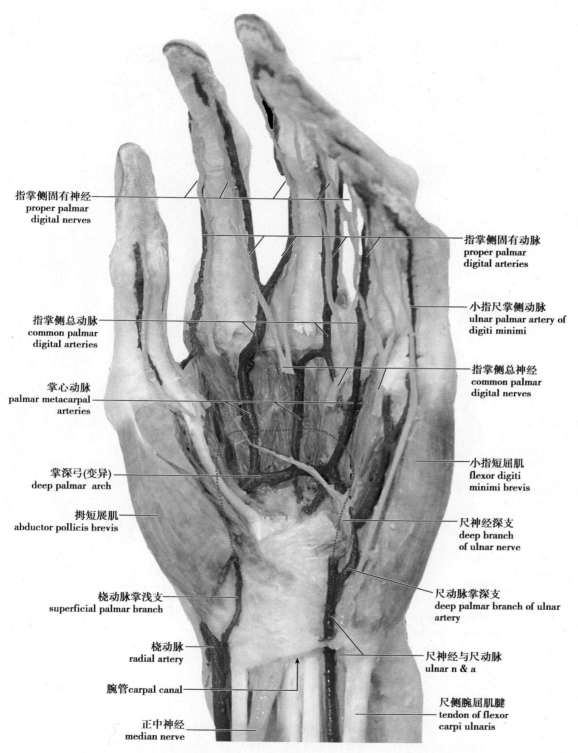

指掌侧固有神经
proper palmar
digital nerves

指掌侧固有动脉
proper palmar
digital arteries

小指尺掌侧动脉
ulnar palmar artery of
digiti minimi

指掌侧总动脉
common palmar
digital arteries

指掌侧总神经
common palmar
digital nerves

掌心动脉
palmar metacarpal
arteries

小指短屈肌
flexor digiti
minimi brevis

掌深弓(变异)
deep palmar arch

尺神经深支
deep branch
of ulnar nerve

拇短展肌
abductor pollicis brevis

桡动脉掌浅支
superficial palmar branch

尺动脉掌深支
deep palmar branch of ulnar
artery

桡动脉
radial artery

尺神经与尺动脉
ulnar n & a

腕管carpal canal

尺侧腕屈肌腱
tendon of flexor
carpi ulnaris

正中神经
median nerve

图7-14　掌深弓与尺神经深支 deep palmar arch and deep branch of ulnar nerve

- 掌深弓:由较粗的桡动脉终支和较细的尺动脉深支构成。通常比掌浅弓细小。
- 掌深弓变异:此标本掌深弓管径显著粗于掌浅弓,成为手掌的优势供血源。

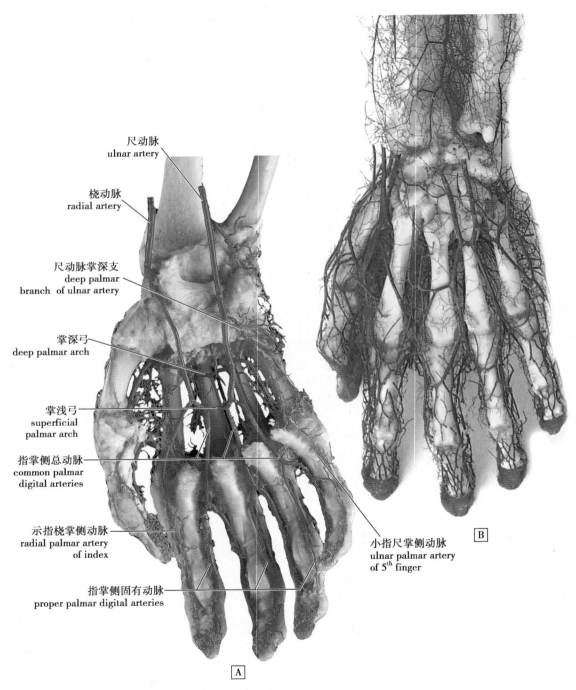

尺动脉
ulnar artery

桡动脉
radial artery

尺动脉掌深支
deep palmar
branch of ulnar artery

掌深弓
deep palmar arch

掌浅弓
superficial
palmar arch

指掌侧总动脉
common palmar
digital arteries

示指桡掌侧动脉
radial palmar artery
of index

指掌侧固有动脉
proper palmar digital arteries

小指尺掌侧动脉
ulnar palmar artery
of 5th finger

A

B

图 7-15　手的动脉（铸型）hand arteries（cast）

- 动脉铸型：用树脂灌注动脉，树脂聚合后，腐蚀去除软组织，显示动脉管腔的铸型。
- A 图：显示手动脉的主干；B 图：显示手动脉的细小分支至 100μm。

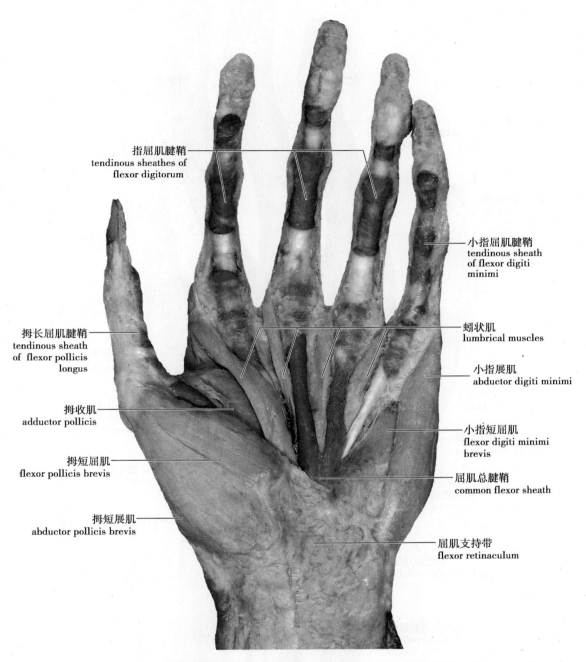

图 7-16 手肌与腱鞘(腕管封闭)muscles and tendon sheathes of hand(carpal canal unopened)

- 手肌:包括大鱼际、小鱼际和中间群三个肌群,执行手的精细性活动。
- 腱鞘:包在长肌腱外面的纤维结缔组织鞘管,内含滑液利于肌腱滑动。注入染料后显示腱鞘的范围。

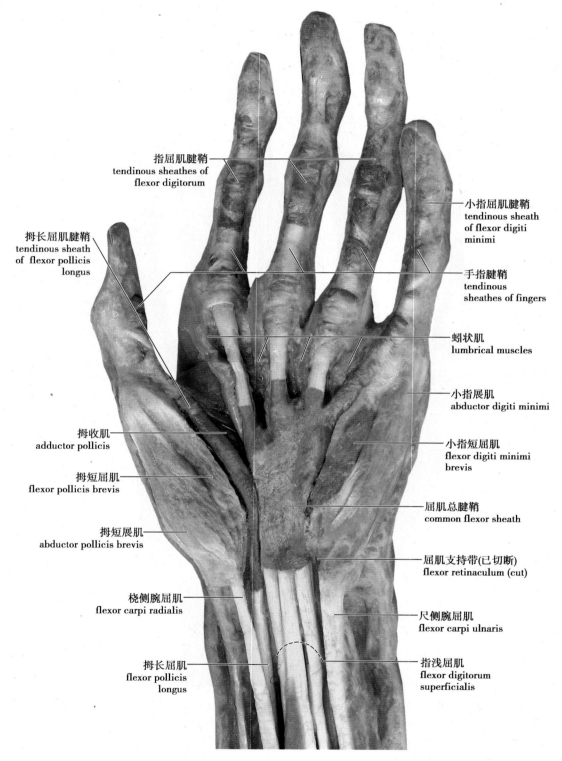

指屈肌腱鞘
tendinous sheathes of
flexor digitorum

小指屈肌腱鞘
tendinous sheath
of flexor digiti
minimi

拇长屈肌腱鞘
tendinous sheath
of flexor pollicis
longus

手指腱鞘
tendinous
sheathes of fingers

蚓状肌
lumbrical muscles

小指展肌
abductor digiti minimi

拇收肌
adductor pollicis

小指短屈肌
flexor digiti minimi
brevis

拇短屈肌
flexor pollicis brevis

屈肌总腱鞘
common flexor sheath

拇短展肌
abductor pollicis brevis

屈肌支持带(已切断)
flexor retinaculum (cut)

桡侧腕屈肌
flexor carpi radialis

尺侧腕屈肌
flexor carpi ulnaris

拇长屈肌
flexor pollicis
longus

指浅屈肌
flexor digitorum
superficialis

图 7-17 手肌与腱鞘(腕管打开) muscles and tendon sheathes of hand(carpal canal opened)

- 屈肌总腱鞘:包绕着指浅屈肌腱和指深屈肌腱。
- 拇长屈肌腱:为独立的腱鞘。

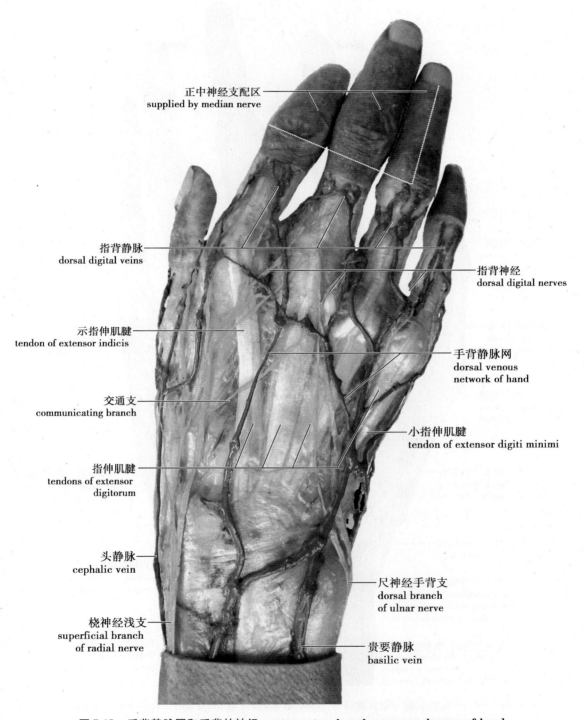

正中神经支配区
supplied by median nerve

指背静脉
dorsal digital veins

指背神经
dorsal digital nerves

示指伸肌腱
tendon of extensor indicis

手背静脉网
dorsal venous
network of hand

交通支
communicating branch

小指伸肌腱
tendon of extensor digiti minimi

指伸肌腱
tendons of extensor
digitorum

头静脉
cephalic vein

尺神经手背支
dorsal branch
of ulnar nerve

桡神经浅支
superficial branch
of radial nerve

贵要静脉
basilic vein

图 7-18 手背静脉网和手背的神经 venous network and nerves on dorsum of hand

- 手背静脉网:形态多种多样,临床上常用作静脉输液。
- 皮神经:主要为桡神经和尺神经的皮支。第 2~4 指中节与末节的皮肤受正中神经支配。

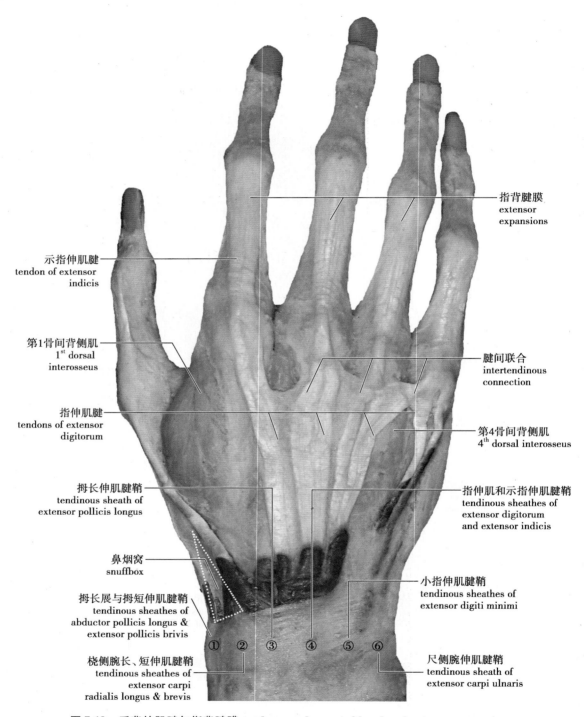

指背腱膜
extensor
expansions

示指伸肌腱
tendon of extensor
indicis

第1骨间背侧肌
1ˢᵗ dorsal
interosseus

指伸肌腱
tendons of extensor
digitorum

拇长伸肌腱鞘
tendinous sheath of
extensor pollicis longus

鼻烟窝
snuffbox

拇长展与拇短伸肌腱鞘
tendinous sheathes of
abductor pollicis longus &
extensor pollicis brivis

桡侧腕长、短伸肌腱鞘
tendinous sheathes of
extensor carpi
radialis longus & brevis

腱间联合
intertendinous
connection

第4骨间背侧肌
4ᵗʰ dorsal interosseus

指伸肌和示指伸肌腱鞘
tendinous sheathes of
extensor digitorum
and extensor indicis

小指伸肌腱鞘
tendinous sheathes of
extensor digiti minimi

尺侧腕伸肌腱鞘
tendinous sheath of
extensor carpi ulnaris

① ② ③ ④ ⑤ ⑥

图 7-19　手背的肌腱与指背腱膜 tendons on dorsum of hand and extensor expansions

- 拇指的肌腱与鼻烟窝:拇长展、拇长伸、拇短伸肌肌腱止于拇指,在拇指根部形成解剖学鼻烟窝。
- 指伸肌腱:分 4 束止于第 2~5 指指背腱膜,各束在掌指关节近侧形成腱间联合。
- 固有伸肌腱:示指伸肌、小指伸肌肌腱分别止于第 2 指和第 5 指。
- 指背腱膜:指伸肌肌腱在第 2~5 指指背展开所形成的腱膜性结构。

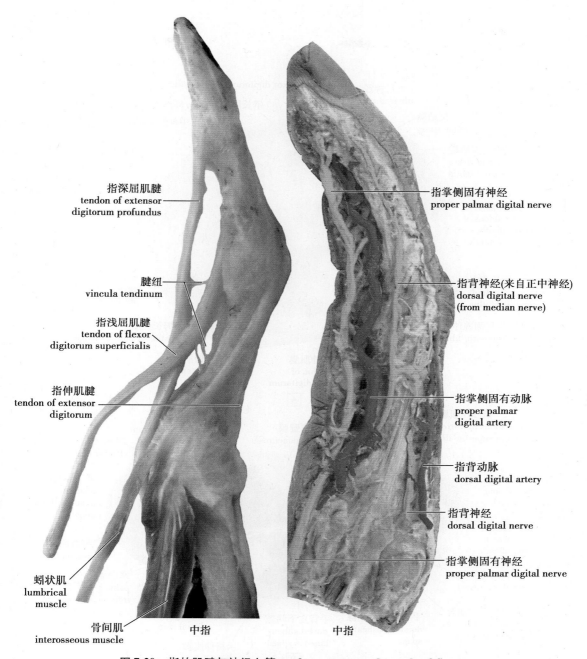

指深屈肌腱
tendon of extensor
digitorum profundus

腱纽
vincula tendinum

指浅屈肌腱
tendon of flexor
digitorum superficialis

指伸肌腱
tendon of extensor
digitorum

蚓状肌
lumbrical
muscle

骨间肌
interosseous muscle

中指

指掌侧固有神经
proper palmar digital nerve

指背神经(来自正中神经)
dorsal digital nerve
(from median nerve)

指掌侧固有动脉
proper palmar
digital artery

指背动脉
dorsal digital artery

指背神经
dorsal digital nerve

指掌侧固有神经
proper palmar digital nerve

中指

图 7-20　指的肌腱与神经血管 tendons, nerves and vessels of finger

- 腱纽:腱系膜残留部分,是血管进入肌腱的通路。
- 腱裂孔:指浅屈肌腱的末端分为两束,附着于中节指骨底掌面两侧,两束之间为腱裂孔,有指深屈肌腱通过。
- 指的动脉与神经:行于指两侧面的近掌侧和近背侧。手指出血,可压迫指的两侧止血。
- 正中神经在指背的分布:第 2~4 指中节和末节指背的皮肤。

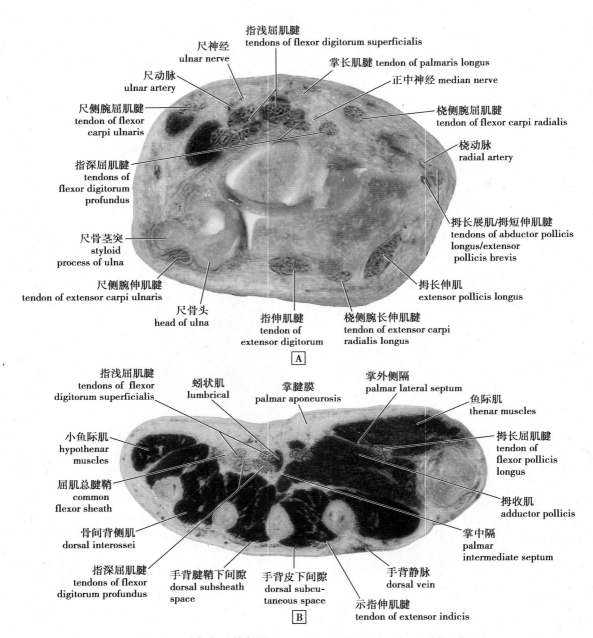

图 7-21　腕部与手的断面 transverse sections of wrist and hand

● A 图:腕部断面(上面观);B 图:掌中部断面(上面观)。

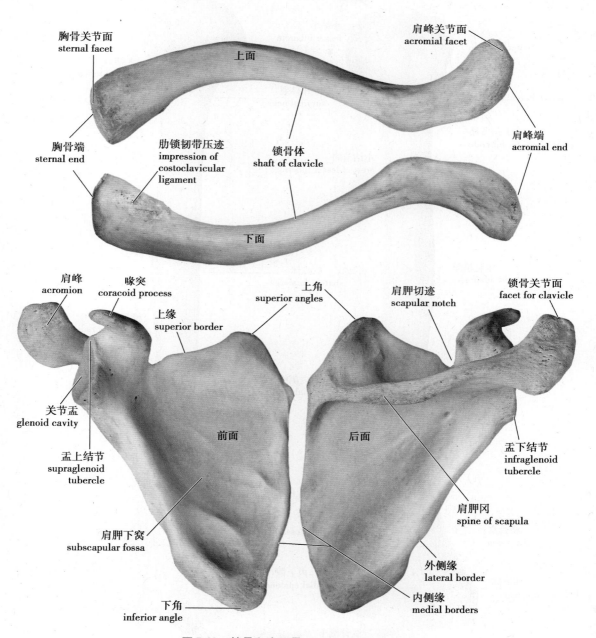

图 7-22 锁骨和肩胛骨 clavicle and scapula

- 上肢带骨：锁骨和肩胛骨的合称。

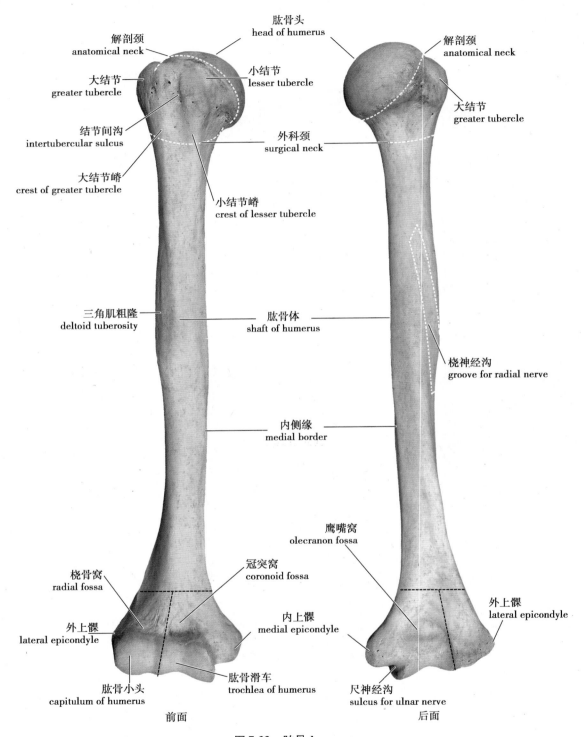

肱骨头
head of humerus

解剖颈
anatomical neck

解剖颈
anatomical neck

大结节
greater tubercle

小结节
lesser tubercle

大结节
greater tubercle

结节间沟
intertubercular sulcus

外科颈
surgical neck

大结节嵴
crest of greater tubercle

小结节嵴
crest of lesser tubercle

三角肌粗隆
deltoid tuberosity

肱骨体
shaft of humerus

桡神经沟
groove for radial nerve

内侧缘
medial border

鹰嘴窝
olecranon fossa

桡骨窝
radial fossa

冠突窝
coronoid fossa

外上髁
lateral epicondyle

外上髁
lateral epicondyle

内上髁
medial epicondyle

尺神经沟
sulcus for ulnar nerve

肱骨小头
capitulum of humerus

肱骨滑车
trochlea of humerus

前面

后面

图 7-23 肱骨 humerus

● 解剖颈：关节囊附着的部位，外科颈：易发生骨折的部位。

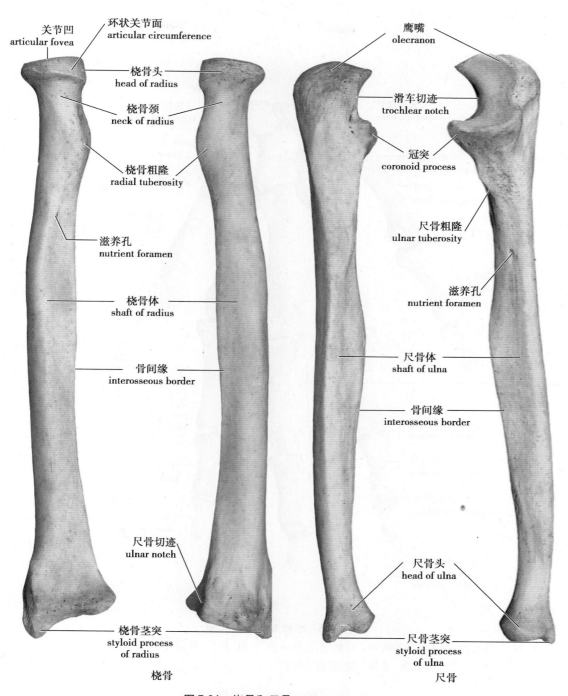

关节凹
articular fovea

环状关节面
articular circumference

桡骨头
head of radius

桡骨颈
neck of radius

桡骨粗隆
radial tuberosity

滋养孔
nutrient foramen

桡骨体
shaft of radius

骨间缘
interosseous border

尺骨切迹
ulnar notch

桡骨茎突
styloid process
of radius

桡骨

鹰嘴
olecranon

滑车切迹
trochlear notch

冠突
coronoid process

尺骨粗隆
ulnar tuberosity

滋养孔
nutrient foramen

尺骨体
shaft of ulna

骨间缘
interosseous border

尺骨头
head of ulna

尺骨茎突
styloid process
of ulna

尺骨

图7-24 桡骨和尺骨 radius and ulna

● 位置关系:内尺外桡。尺骨全长可扪及;桡骨下端易骨折。

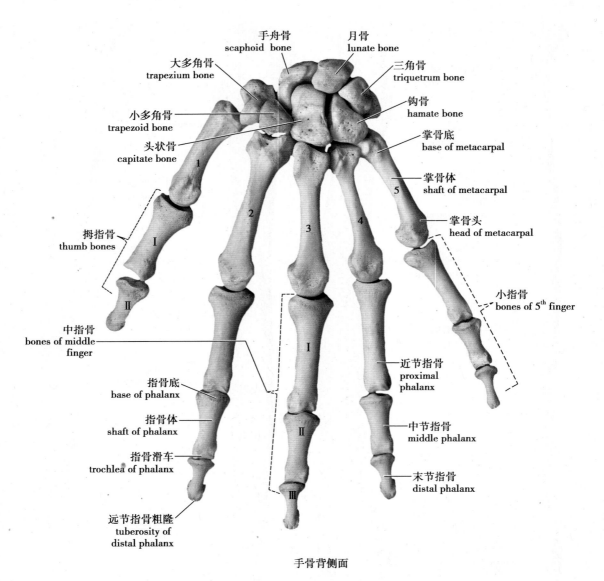

手骨背侧面

图 7-25　手骨 bones of hand

- 腕骨:属短骨,共 8 块分为两列。近侧列,由外向内为:舟、月、三角、豆;远侧列为:大、小、头状、钩。
- 掌骨和指骨:为小型长骨,掌骨 5 块,指骨 14 块。

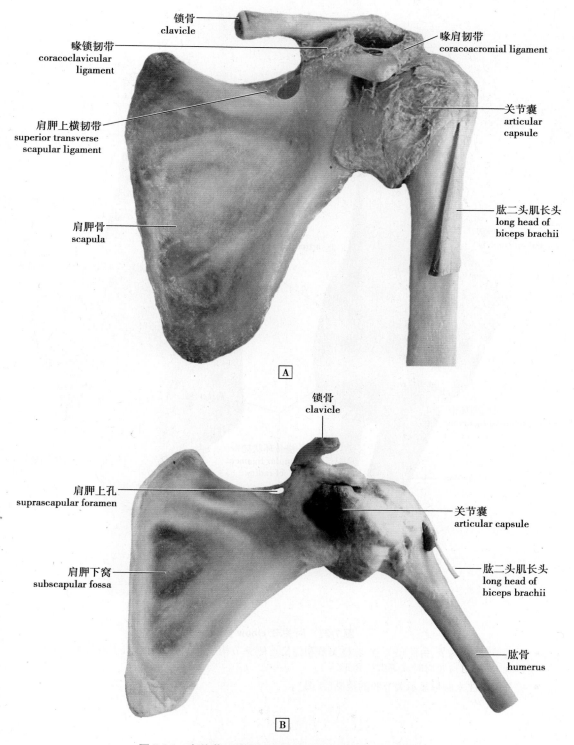

图7-26 肩关节（前面）shoulder joint（anterior view）

- 肩关节：人体最灵活的关节。由肌腱袖加强关节的稳定性。
- 关节腔内注入颜料显示关节腔的范围（B 图）。关节的滑膜层从肱二头肌长头腱的深面突出，形成滑液鞘。

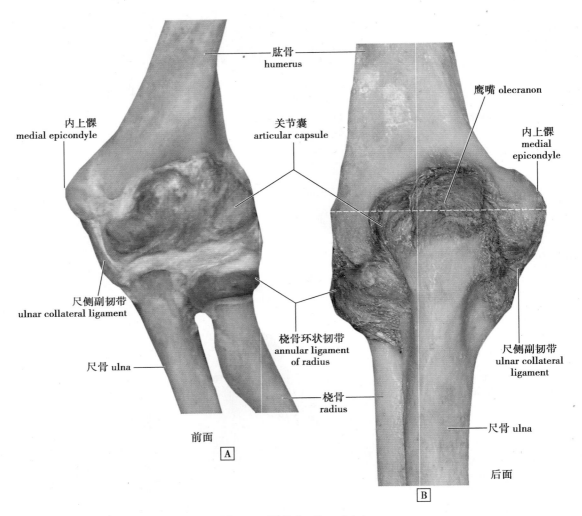

图 7-27　肘关节 elbow joint

- 肘关节：复合关节，由肱尺关节、肱桡关节和桡尺近侧关节构成。伸肘时，内、外上髁和鹰嘴居同一直线上（B 图）；屈肘时成等腰三角形。
- 关节腔内注入颜料显示关节腔的范围（A 图）。

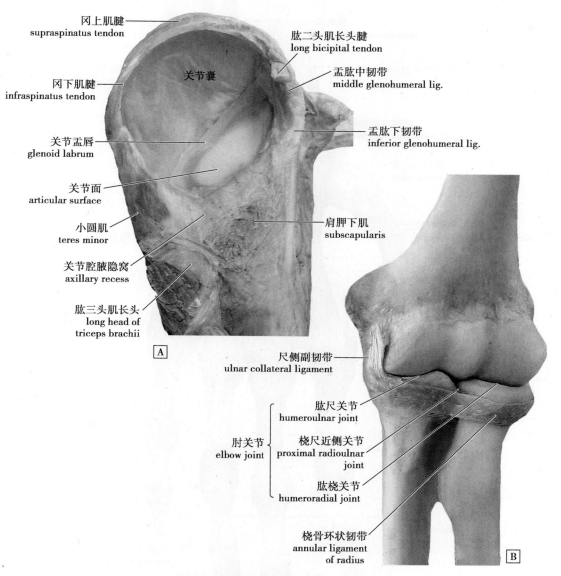

图 7-28　肩关节和肘关节内部 inside of shoulder and elbow joints

- 肌腱袖（A 图）：由肩胛下肌、冈上肌、冈下肌、小圆肌的肌腱与肩关节囊愈合而成。是肩关节的动态稳定装置。
- 桡骨小头半脱位：小儿桡骨小头和桡骨环状韧带发育不完善，可因不当牵拉形成桡骨小头半脱位。

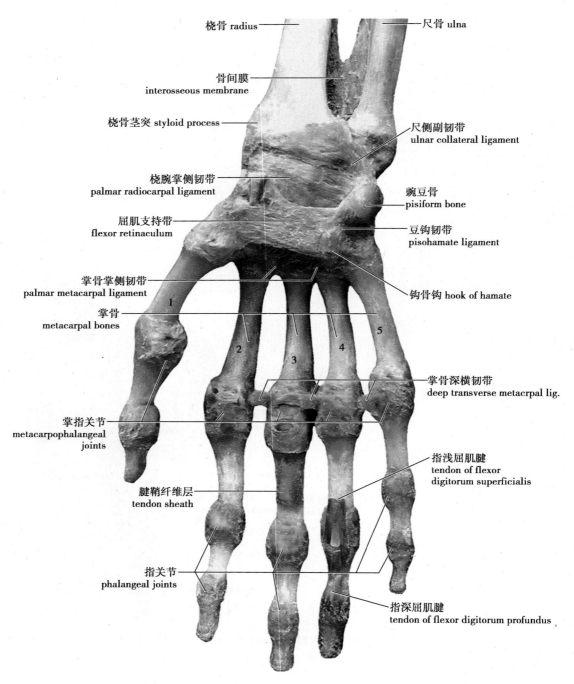

桡骨 radius

尺骨 ulna

骨间膜
interosseous membrane

桡骨茎突 styloid process

尺侧副韧带
ulnar collateral ligament

桡腕掌侧韧带
palmar radiocarpal ligament

豌豆骨
pisiform bone

屈肌支持带
flexor retinaculum

豆钩韧带
pisohamate ligament

掌骨掌侧韧带
palmar metacarpal ligament

钩骨钩 hook of hamate

掌骨
metacarpal bones

掌骨深横韧带
deep transverse metacrpal lig.

掌指关节
metacarpophalangeal
joints

指浅屈肌腱
tendon of flexor
digitorum superficialis

腱鞘纤维层
tendon sheath

指关节
phalangeal joints

指深屈肌腱
tendon of flexor digitorum profundus

图 7-29　手的关节（掌面）joints of hand（palmar view）

- 桡腕关节：由腕骨近侧列与桡骨下端构成；腕骨间关节：为微动关节，形成一个功能体。
- 腕掌关节：由远侧列腕骨与第 2~5 掌骨形成，属微动关节；拇腕掌关节是鞍状关节。
- 掌指关节：为球窝关节，可做各种运动。指骨间关节：为滑车关节，可做屈伸运动。

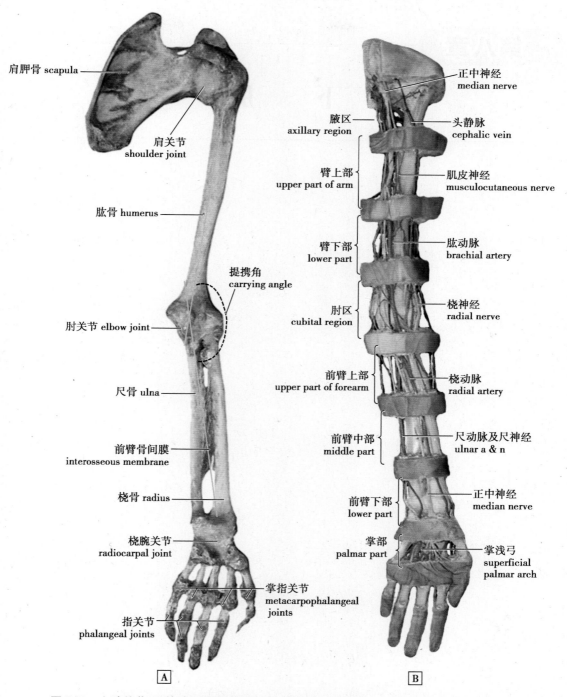

肩胛骨 scapula

肩关节
shoulder joint

肱骨 humerus

提携角
carrying angle

肘关节 elbow joint

尺骨 ulna

前臂骨间膜
interosseous membrane

桡骨 radius

桡腕关节
radiocarpal joint

掌指关节
metacarpophalangeal
joints

指关节
phalangeal joints

正中神经
median nerve

腋区
axillary region

头静脉
cephalic vein

臂上部
upper part of arm

肌皮神经
musculocutaneous nerve

臂下部
lower part

肱动脉
brachial artery

肘区
cubital region

桡神经
radial nerve

前臂上部
upper part of forearm

桡动脉
radial artery

前臂中部
middle part

尺动脉及尺神经
ulnar a & n

前臂下部
lower part

正中神经
median nerve

掌部
palmar part

掌浅弓
superficial
palmar arch

A

B

图 7-30　上肢关节、血管神经整体观 joints，vessels and nerves of upper limb as a whole

- 上肢关节特点：上肢各关节比下肢关节运动灵活，手可达到身体的任何部位。
- 提携角（A 图）：为上臂与前臂长轴之间形成向外开放的角。女性提携角比男性者明显。
- 上肢贯穿解剖（B 图）：显示血管神经的走向与位置。

第八章

下　肢

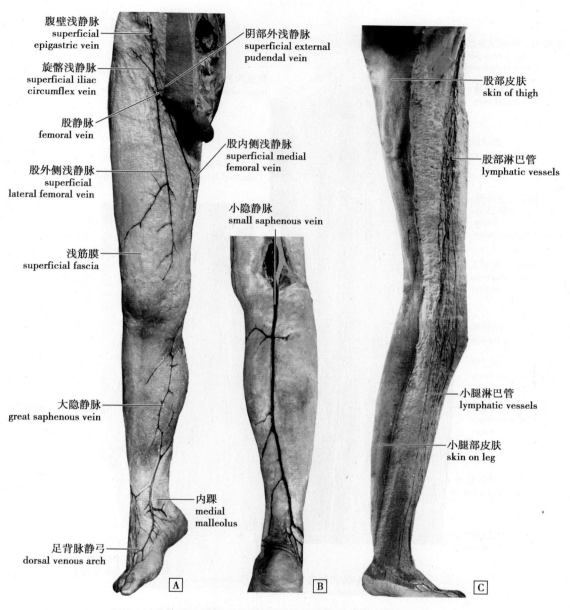

图 8-1　浅静脉和浅淋巴管 superficial veins and lymphatic vessels

- 下肢：包括臀、股、膝、小腿、踝和足。上端以腹股沟和髂嵴为界与腹部和脊柱区相连。

- 大隐静脉和小隐静脉：分别起自足背静脉弓的内侧端和外侧端，注入股静脉（A 图）和腘静脉（B 图）。

- 下肢浅淋巴管：呈细线状，注入腘窝淋巴结或腹股沟淋巴结。经足趾尖注入颜料后，浅淋巴管清晰可辨（C 图）。

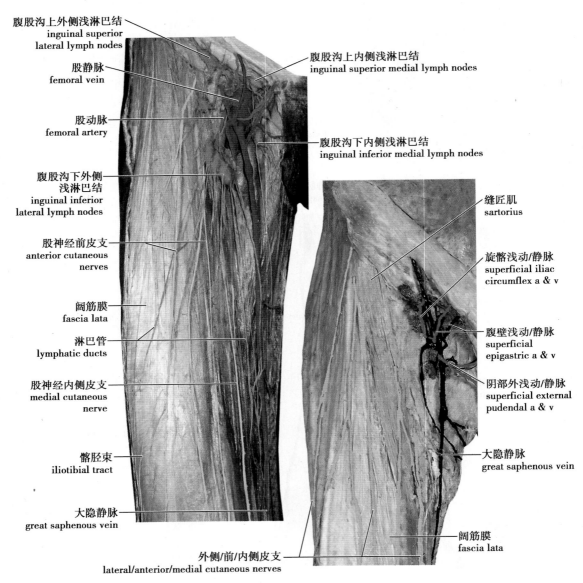

腹股沟上外侧浅淋巴结
inguinal superior
lateral lymph nodes

股静脉
femoral vein

股动脉
femoral artery

腹股沟下外侧
浅淋巴结
inguinal inferior
lateral lymph nodes

股神经前皮支
anterior cutaneous
nerves

阔筋膜
fascia lata

淋巴管
lymphatic ducts

股神经内侧皮支
medial cutaneous
nerve

髂胫束
iliotibial tract

大隐静脉
great saphenous vein

腹股沟上内侧浅淋巴结
inguinal superior medial lymph nodes

腹股沟下内侧浅淋巴结
inguinal inferior medial lymph nodes

缝匠肌
sartorius

旋髂浅动/静脉
superficial iliac
circumflex a & v

腹壁浅动/静脉
superficial
epigastric a & v

阴部外浅动/静脉
superficial external
pudendal a & v

大隐静脉
great saphenous vein

阔筋膜
fascia lata

外侧/前/内侧皮支
lateral/anterior/medial cutaneous nerves

图 8-2　股部皮神经、浅淋巴管与腹股沟淋巴结 cutaneous nerves, superficial lymphatic ducts of thigh and inguinal lymph nodes

- 阔筋膜:特指股部深筋膜,纤维致密,包被整个大腿。其外侧部增厚称髂胫束。
- 浅动脉:位于股部腹股沟区浅筋膜中,包括旋髂浅、腹壁浅和阴部外浅动脉。临床上常用作建立皮瓣。

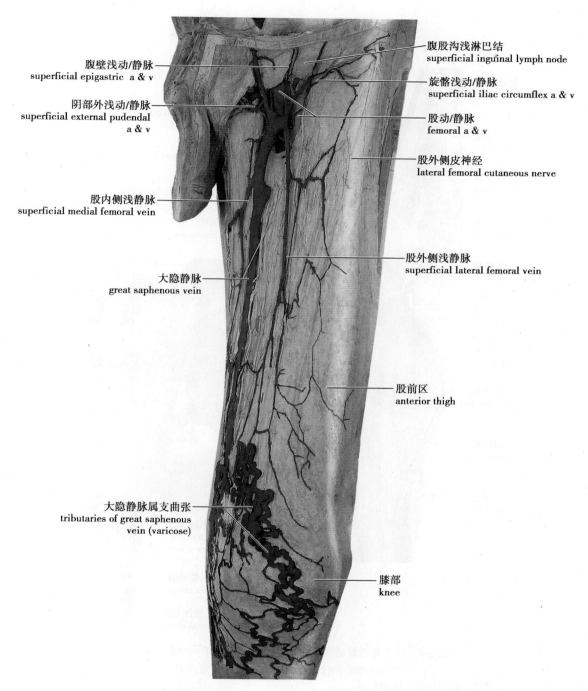

腹壁浅动/静脉
superficial epigastric　a & v

阴部外浅动/静脉
superficial external pudendal
a & v

股内侧浅静脉
superficial medial femoral vein

大隐静脉
great saphenous vein

大隐静脉属支曲张
tributaries of great saphenous
vein (varicose)

腹股沟浅淋巴结
superficial inguinal lymph node

旋髂浅动/静脉
superficial iliac circumflex a & v

股动/静脉
femoral a & v

股外侧皮神经
lateral femoral cutaneous nerve

股外侧浅静脉
superficial lateral femoral vein

股前区
anterior thigh

膝部
knee

图 8-3　大隐静脉与静脉曲张 great saphenous vein and its varicosed tributaries

- 大隐静脉：起自足背静脉弓内侧端，经内踝前方沿小腿内侧上行，末端注入股静脉。
- 临床意义：大隐静脉和小隐静脉及其属支常发生扩张、淤血、迂曲、回流障碍，形成静脉曲张，常见于小腿后面。本病例，曲张发生于膝部内上方的大隐静脉属支。

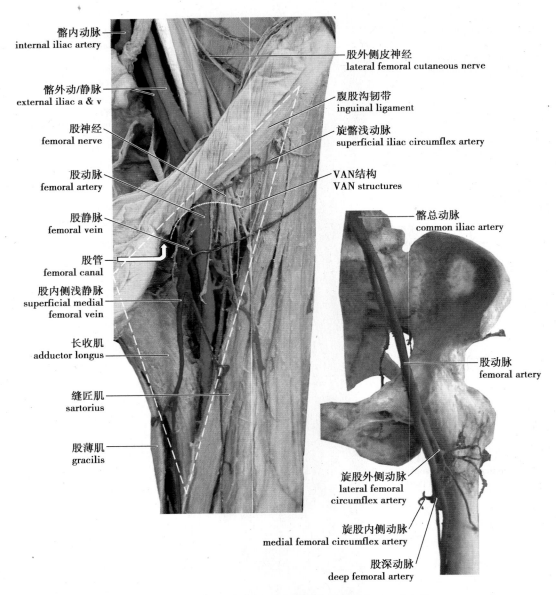

髂内动脉
internal iliac artery

股外侧皮神经
lateral femoral cutaneous nerve

髂外动/静脉
external iliac a & v

腹股沟韧带
inguinal ligament

股神经
femoral nerve

旋髂浅动脉
superficial iliac circumflex artery

股动脉
femoral artery

VAN结构
VAN structures

股静脉
femoral vein

髂总动脉
common iliac artery

股管
femoral canal

股内侧浅静脉
superficial medial
femoral vein

股动脉
femoral artery

长收肌
adductor longus

缝匠肌
sartorius

股薄肌
gracilis

旋股外侧动脉
lateral femoral
circumflex artery

旋股内侧动脉
medial femoral circumflex artery

股深动脉
deep femoral artery

图8-4 股三角与股动脉 femoral triangle and femoral artery

- 股三角:由腹股沟韧带、长收肌内侧缘和缝匠肌内侧缘构成。三角内自内向外排列着股静脉-V、股动脉-A 和股神经-N(VAN 结构)。
- 股管:位于股静脉的内侧,为生理性"死腔",是股静脉过度扩张时的备用空间。股疝由此发生。

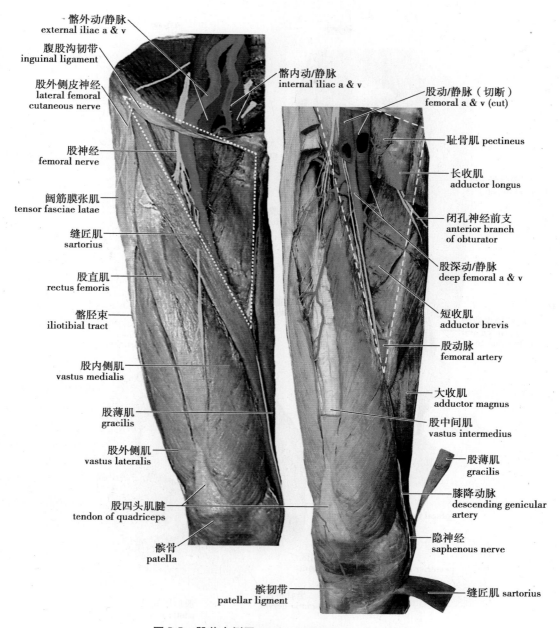

图 8-5 股前内侧区 anteromedial femoral region

- 股神经:从肌腔隙进入股三角立即分支至股四头肌和缝匠肌;皮支至大腿皮肤。
- 股动脉:从血管腔隙进入股三角,发出股深动脉分布至大腿。股静脉:与股动脉伴行,末端接受大隐静脉注入。
- 股鞘:由纤维结缔组织包绕股动静脉近端和股管形成的漏斗状结构(已去除)。
- 闭孔神经:来自腰丛,经闭膜孔进入大腿,支配大腿内侧肌群。

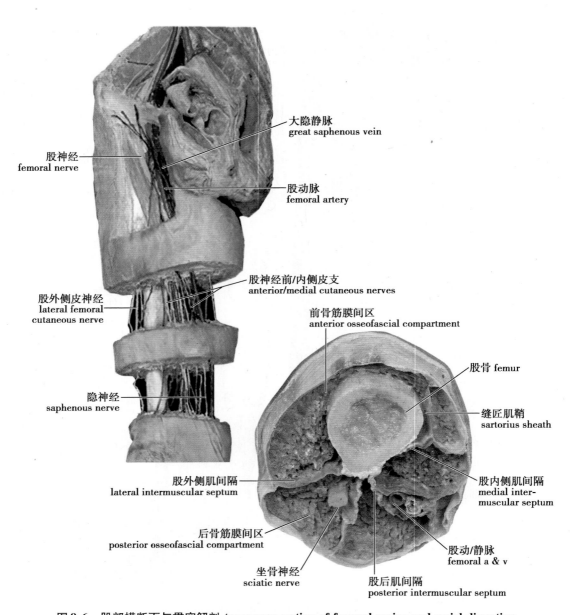

股神经
femoral nerve

大隐静脉
great saphenous vein

股动脉
femoral artery

股外侧皮神经
lateral femoral
cutaneous nerve

股神经前/内侧皮支
anterior/medial cutaneous nerves

前骨筋膜间区
anterior osseofascial compartment

股骨 femur

缝匠肌鞘
sartorius sheath

隐神经
saphenous nerve

股外侧肌间隔
lateral intermuscular septum

股内侧肌间隔
medial inter-
muscular septum

后骨筋膜间区
posterior osseofascial compartment

股动/静脉
femoral a & v

坐骨神经
sciatic nerve

股后肌间隔
posterior intermuscular septum

图 8-6　股部横断面与贯穿解剖 transverse section of femoral region and serial dissection

- 大腿骨筋膜鞘：阔筋膜发出 3 个纤维隔附着于股骨粗线，形成前、内、后 3 个骨筋膜鞘或称骨筋膜间区。分别容纳大腿肌的前群、内侧群和后群。
- 股深动脉：股深动脉是大腿的供血动脉主干，发出旋股内侧、旋股外侧动脉与数个穿动脉。

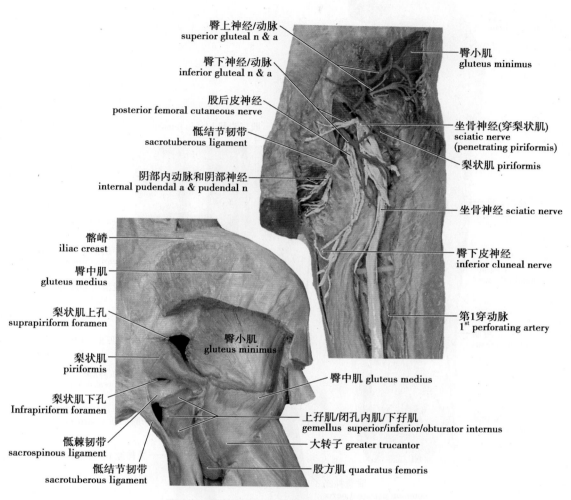

臀上神经/动脉
superior gluteal n & a

臀下神经/动脉
inferior gluteal n & a

股后皮神经
posterior femoral cutaneous nerve

骶结节韧带
sacrotuberous ligament

阴部内动脉和阴部神经
internal pudendal a & pudendal n

髂嵴
iliac creast

臀中肌
gluteus medius

梨状肌上孔
suprapiriform foramen

臀小肌
gluteus minimus

梨状肌
piriformis

梨状肌下孔
Infrapiriform foramen

骶棘韧带
sacrospinous ligament

骶结节韧带
sacrotuberous ligament

臀小肌
gluteus minimus

坐骨神经(穿梨状肌)
sciatic nerve
(penetrating piriformis)

梨状肌 piriformis

坐骨神经 sciatic nerve

臀下皮神经
inferior cluneal nerve

第1穿动脉
1st perforating artery

臀中肌 gluteus medius

上孖肌/闭孔内肌/下孖肌
gemellus superior/inferior/obturator internus

大转子 greater trucantor

股方肌 quadratus femoris

图 8-7　臀部结构 structures in gluteal region

- 梨状肌:坐骨大孔内的标志性结构,肌的上、下缘分别形成梨状肌上孔和下孔,是盆部血管神经进入臀部的通道。
- 临床意义:梨状肌受损伤,发生充血、水肿、痉挛和挛缩时,梨状肌肌上、下孔变小,挤压神经血管,出现梨状肌损伤综合征。

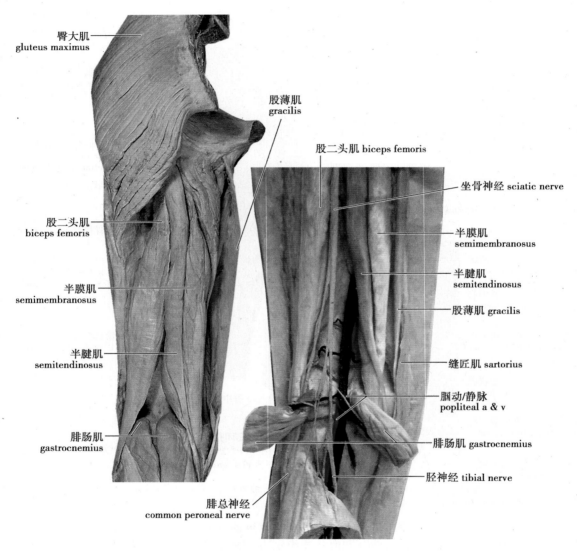

图 8-8 股后区 posterior femoral region

- 腘绳肌：半腱肌、半膜肌和股二头肌的合称。共同起自坐骨结节，分别止于胫骨上端两侧。
- 坐骨神经：全身最大的神经。神经的内侧发出分支至腘绳肌。神经的外侧缘无重要分支，为手术安全缘。
- 动脉：来自股深动脉的穿支、旋股内侧和旋股外侧动脉。股后区无动脉主干。

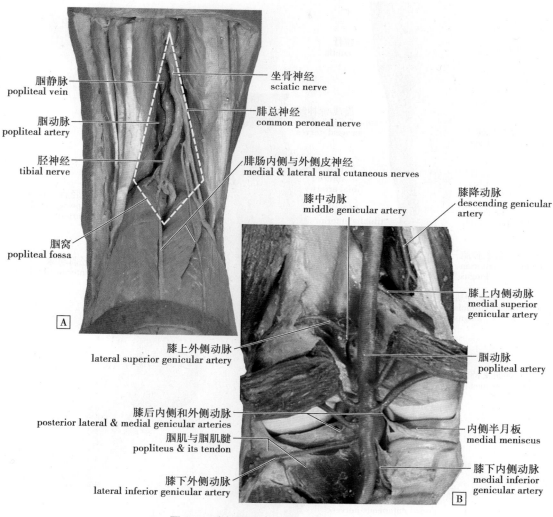

图 8-9　膝部腘窝 popliteal fossa of knee

- 膝部:髌骨上缘 1~3cm 至胫骨粗隆之间的范围。包括膝前区和后区。
- 腘窝:膝后区的菱形凹陷。由后向前依次为胫神经、腘静脉和腘动脉(A 图)。
- 腘动脉关节支:除教科书记载的 5 个关节支,研究表明另有 2 支,命名为膝后内侧动脉和膝后外侧动脉(B 图)。

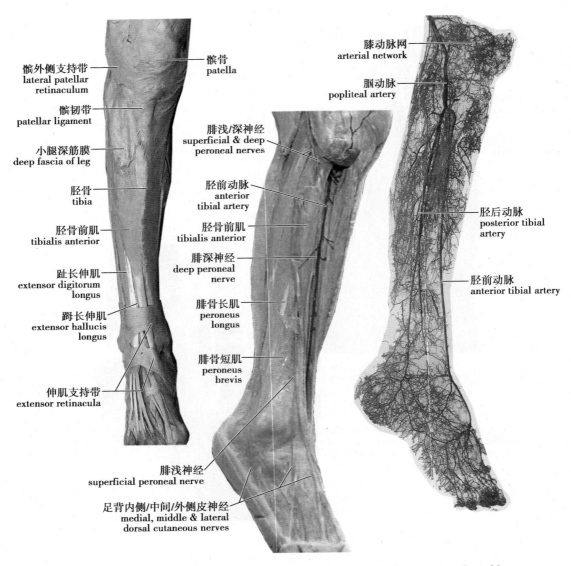

髌外侧支持带
lateral patellar
retinaculum

髌骨
patella

膝动脉网
arterial network

腘动脉
popliteal artery

髌韧带
patellar ligament

腓浅/深神经
superficial & deep
peroneal nerves

小腿深筋膜
deep fascia of leg

胫前动脉
anterior
tibial artery

胫骨
tibia

胫后动脉
posterior tibial
artery

胫骨前肌
tibialis anterior

胫骨前肌
tibialis anterior

胫前动脉
anterior tibial artery

趾长伸肌
extensor digitorum
longus

腓深神经
deep peroneal
nerve

姆长伸肌
extensor hallucis
longus

腓骨长肌
peroneus
longus

腓骨短肌
peroneus
brevis

伸肌支持带
extensor retinacula

腓浅神经
superficial peroneal nerve

足背内侧/中间/外侧皮神经
medial, middle & lateral
dorsal cutaneous nerves

图 8-10　膝前区与小腿前外侧区 anterior region of knee and anterolateral region of leg

- 小腿:上续膝部,自胫骨粗隆平面至内、外踝基部。分为小腿前外侧区和后区。
- 血管与神经:胫前动脉来自腘动脉,有 2 条同名静脉伴行。神经为来自腓总神经的腓深神经和腓浅神经。

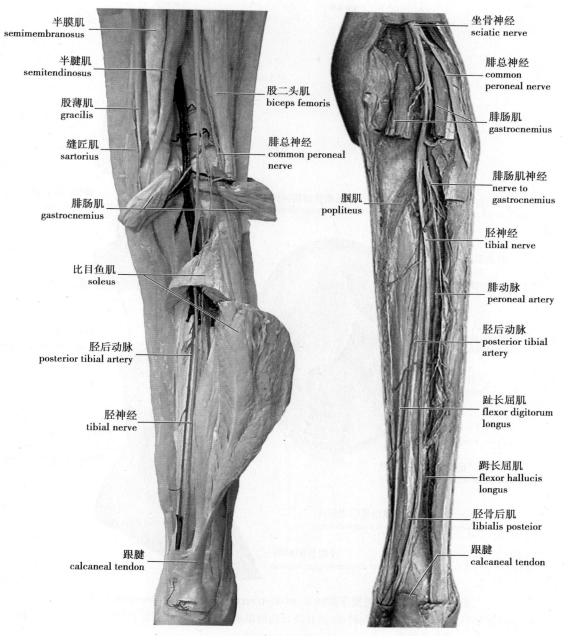

图 8-11 小腿后区 posterior region of leg

- 浅层结构:小隐静脉、腓肠内侧皮神经、腓肠外侧皮神经和腓肠神经。
- 骨筋膜鞘(间区):分浅、深两部。浅部容纳小腿三头肌;深部容纳深层肌。
- 血管神经:胫后动脉及其伴行静脉与胫神经一起下行于浅、深两层肌之间。

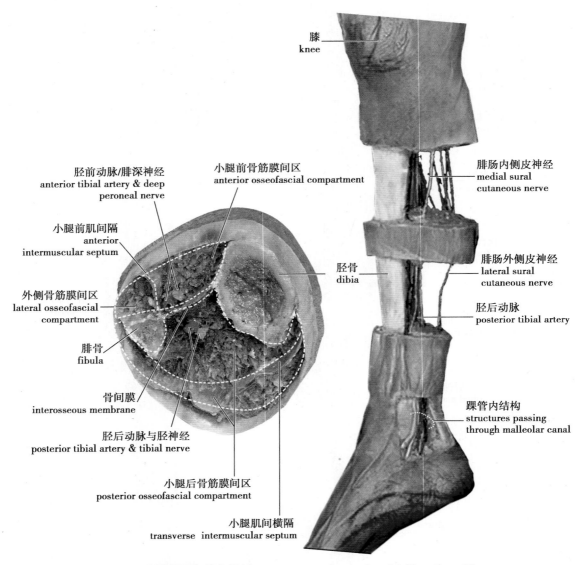

膝
knee

胫前动脉/腓深神经
anterior tibial artery & deep
peroneal nerve

小腿前骨筋膜间区
anterior osseofascial compartment

腓肠内侧皮神经
medial sural
cutaneous nerve

小腿前肌间隔
anterior
intermuscular septum

胫骨
dibia

腓肠外侧皮神经
lateral sural
cutaneous nerve

外侧骨筋膜间区
lateral osseofascial
compartment

腓骨
fibula

胫后动脉
posterior tibial artery

骨间膜
interosseous membrane

胫后动脉与胫神经
posterior tibial artery & tibial nerve

踝管内结构
structures passing
through malleolar canal

小腿后骨筋膜间区
posterior osseofascial compartment

小腿肌间横隔
transverse intermuscular septum

图 8-12　小腿断面与贯穿解剖 transverse section and serial dissection of leg

- 小腿骨筋膜间区：小腿深筋膜与胫骨、腓骨及骨间膜形成前、后和外侧骨筋膜间区。分别容纳小腿肌的前群、后群和外侧群。
- 血管神经：主要位于小腿前骨筋膜间区和后骨筋膜间区。

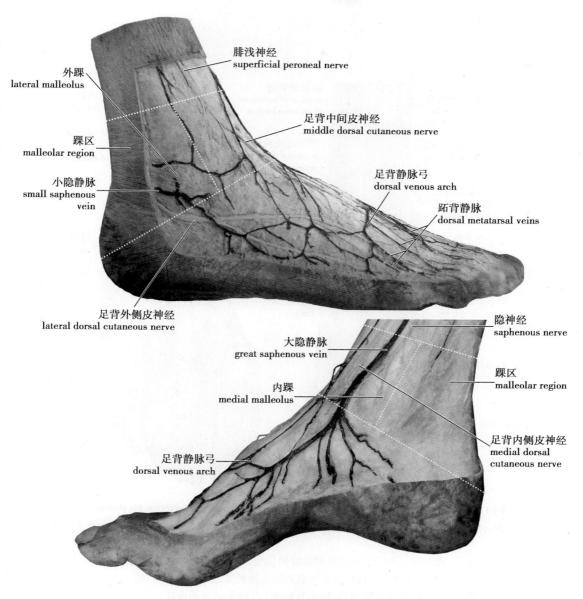

图 8-13　踝前区和足背 anterior malleolar region and dorsum of foot

- 踝部：内、外踝基部至踝尖之间的部分。以踝尖的垂线，分为踝前、踝后二区。
- 浅层结构：有大隐静脉和小隐静脉的起始端；足背外侧、中间和内侧皮神经的主干。
- 皮神经：足背外侧皮神经，为腓肠神经的终支；足背内侧和中间皮神经，为腓浅神经的 2 个终支。

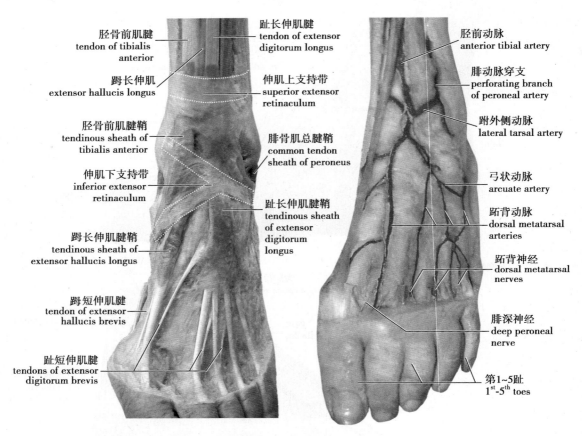

图 8-14　踝前区支持带和足背神经与动脉 retinacula，nerves and arteries on dorsum of foot

- 支持带：伸肌上支持带，附着于胫、腓骨；伸肌下支持带，外端附着以跟骨，内侧分叉附着于内踝和足内缘。
- 腱鞘：趾长伸肌、跚长伸肌和胫骨前肌肌腱由腱鞘包绕，由支持带下方通过。
- 足背动脉：胫前动脉的延续。于踝前跚长伸肌和趾长伸肌腱之间可摸及搏动。
- 腓深神经：伴足背动脉，分布至足背肌、足关节和第 1、2 趾相对面的皮肤。

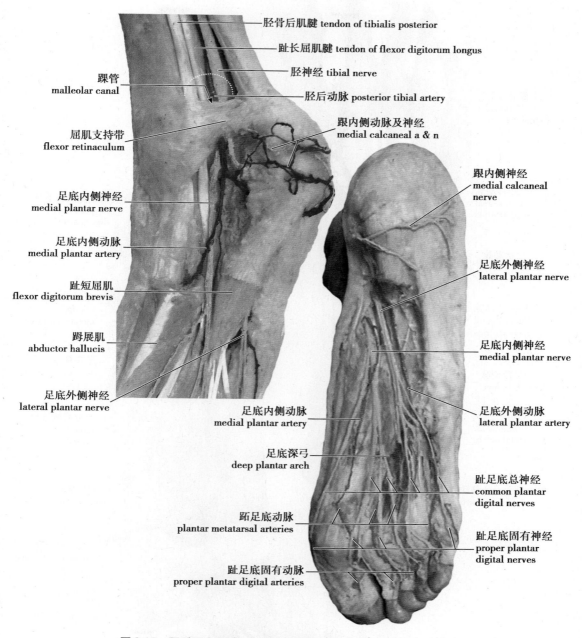

胫骨后肌腱 tendon of tibialis posterior
趾长屈肌腱 tendon of flexor digitorum longus
胫神经 tibial nerve
胫后动脉 posterior tibial artery

踝管
malleolar canal

跟内侧动脉及神经
medial calcaneal a & n

屈肌支持带
flexor retinaculum

跟内侧神经
medial calcaneal nerve

足底内侧神经
medial plantar nerve

足底内侧动脉
medial plantar artery

足底外侧神经
lateral plantar nerve

趾短屈肌
flexor digitorum brevis

足底内侧神经
medial plantar nerve

蹬展肌
abductor hallucis

足底外侧动脉
lateral plantar artery

足底外侧神经
lateral plantar nerve

足底内侧动脉
medial plantar artery

足底深弓
deep plantar arch

趾足底总神经
common plantar digital nerves

跖足底动脉
plantar metatarsal arteries

趾足底固有神经
proper plantar digital nerves

趾足底固有动脉
proper plantar digital arteries

图 8-15 踝后区和足底 posterior malleolar region and sole of foot

- 屈肌支持带:又称分裂韧带,附着于内踝与跟结节之间。
- 踝管:屈肌支持带与跟骨和内踝围成的管隙。是小腿后区结构进入足底的通道。管内结构自前向后依次为胫骨后肌腱、趾长屈肌腱、胫后动脉、胫神经、蹬长屈肌腱(胫、趾、动、神、蹬)。

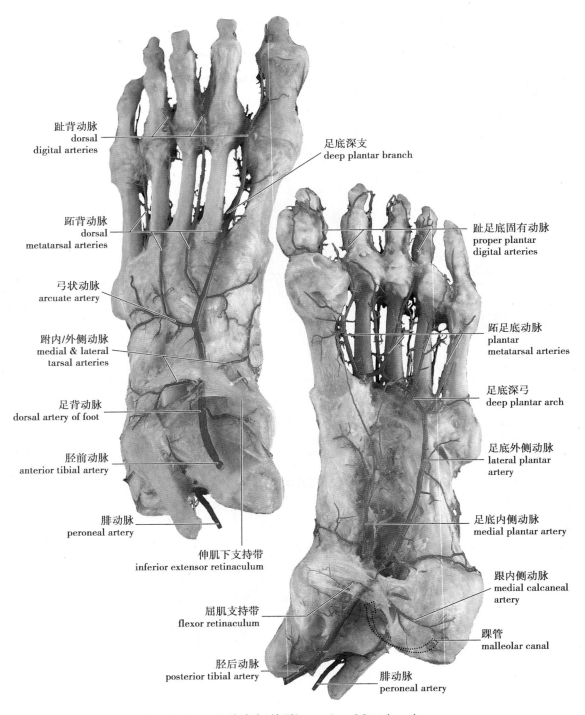

趾背动脉
dorsal
digital arteries

足底深支
deep plantar branch

跖背动脉
dorsal
metatarsal arteries

趾足底固有动脉
proper plantar
digital arteries

弓状动脉
arcuate artery

跖足底动脉
plantar
metatarsal arteries

跗内/外侧动脉
medial & lateral
tarsal arteries

足底深弓
deep plantar arch

足背动脉
dorsal artery of foot

足底外侧动脉
lateral plantar
artery

胫前动脉
anterior tibial artery

足底内侧动脉
medial plantar artery

腓动脉
peroneal artery

跟内侧动脉
medial calcaneal
artery

伸肌下支持带
inferior extensor retinaculum

踝管
malleolar canal

屈肌支持带
flexor retinaculum

胫后动脉
posterior tibial artery

腓动脉
peroneal artery

图 8-16 足的动脉(铸型) arteries of foot (cast)

- 足背动脉:胫前动脉的延续,分布至足背,发出足底深支与足底外侧动脉吻合形成足底深弓。
- 足底内侧与足底外侧动脉:由胫后动脉在踝管内发出,分布至足底。

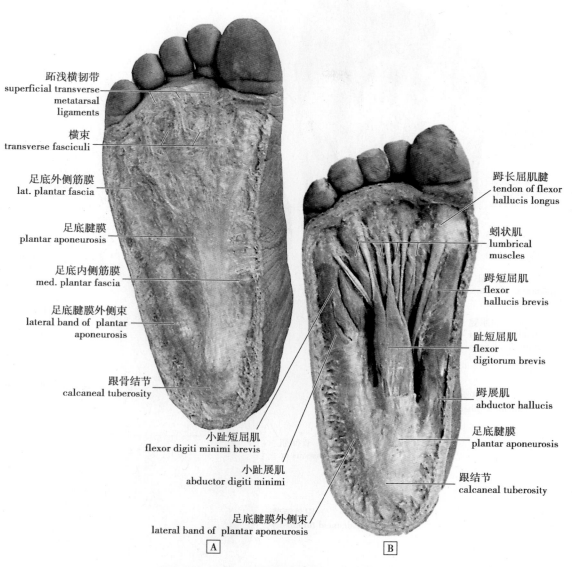

跖浅横韧带
superficial transverse
metatarsal
ligaments

横束
transverse fasciculi

足底外侧筋膜
lat. plantar fascia

足底腱膜
plantar aponeurosis

足底内侧筋膜
med. plantar fascia

足底腱膜外侧束
lateral band of plantar
aponeurosis

跟骨结节
calcaneal tuberosity

小趾短屈肌
flexor digiti minimi brevis

小趾展肌
abductor digiti minimi

足底腱膜外侧束
lateral band of plantar aponeurosis

𝄖长屈肌腱
tendon of flexor
hallucis longus

蚓状肌
lumbrical
muscles

𝄖短屈肌
flexor
hallucis brevis

趾短屈肌
flexor
digitorum brevis

𝄖展肌
abductor hallucis

足底腱膜
plantar aponeurosis

跟结节
calcaneal tuberosity

A

B

图 8-17　足底层次解剖 stratums of sole of foot

- 足底筋膜（A 图）：浅筋膜致密，与皮肤相连。深筋膜在足底中间增厚，称足底腱膜。
- 足底肌第 1 层（B 图）：小趾展肌、趾短屈肌和𝄖展肌。

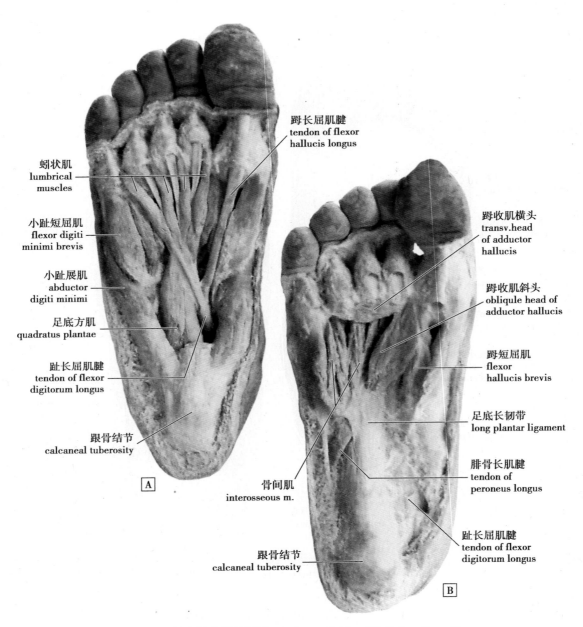

蹞长屈肌腱
tendon of flexor
hallucis longus

蚓状肌
lumbrical
muscles

小趾短屈肌
flexor digiti
minimi brevis

小趾展肌
abductor
digiti minimi

足底方肌
quadratus plantae

趾长屈肌腱
tendon of flexor
digitorum longus

跟骨结节
calcaneal tuberosity

A

蹞收肌横头
transv.head
of adductor
hallucis

蹞收肌斜头
obliqule head of
adductor hallucis

蹞短屈肌
flexor
hallucis brevis

足底长韧带
long plantar ligament

腓骨长肌腱
tendon of
peroneus
longus

趾长屈肌腱
tendon of flexor
digitorum longus

骨间肌
interosseous m.

跟骨结节
calcaneal tuberosity

B

图 8-18 足底层次解剖(续) stratums of sole of foot (continued)

- 第 2 层肌(A 图):蹞长屈肌（腱）、趾长屈肌（腱）、蚓状肌和足底方肌。
- 第 3 层肌:小趾短屈肌、蹞收肌(横头与斜头)和蹞短屈肌。
- 第 4 层肌(B 图):骨间跖底肌(3 块)、骨间背侧肌(4 块)

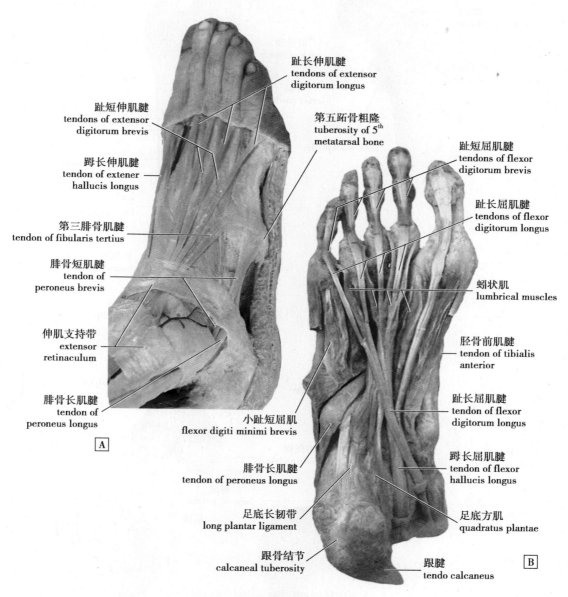

趾长伸肌腱
tendons of extensor
digitorum longus

趾短伸肌腱
tendons of extensor
digitorum brevis

第五跖骨粗隆
tuberosity of 5th
metatarsal bone

趾短屈肌腱
tendons of flexor
digitorum brevis

拇长伸肌腱
tendon of extener
hallucis longus

趾长屈肌腱
tendons of flexor
digitorum longus

第三腓骨肌腱
tendon of fibularis tertius

腓骨短肌腱
tendon of
peroneus brevis

蚓状肌
lumbrical muscles

伸肌支持带
extensor
retinaculum

胫骨前肌腱
tendon of tibialis
anterior

趾长屈肌腱
tendon of flexor
digitorum longus

腓骨长肌腱
tendon of
peroneus longus

小趾短屈肌
flexor digiti minimi brevis

拇长屈肌腱
tendon of flexor
hallucis longus

A

腓骨长肌腱
tendon of peroneus longus

足底方肌
quadratus plantae

足底长韧带
long plantar ligament

跟骨结节
calcaneal tuberosity

跟腱
tendo calcaneus

B

图 8-19　足部肌腱 tendons in foot

- 足背的肌腱（A 图）：包括拇长伸肌腱、趾长伸肌与趾短伸肌腱、胫骨前肌腱和腓骨短肌腱。
- 足底的肌腱（B 图）：包括拇长屈肌腱、趾长屈肌腱、腓骨长肌腱和胫骨后肌腱。

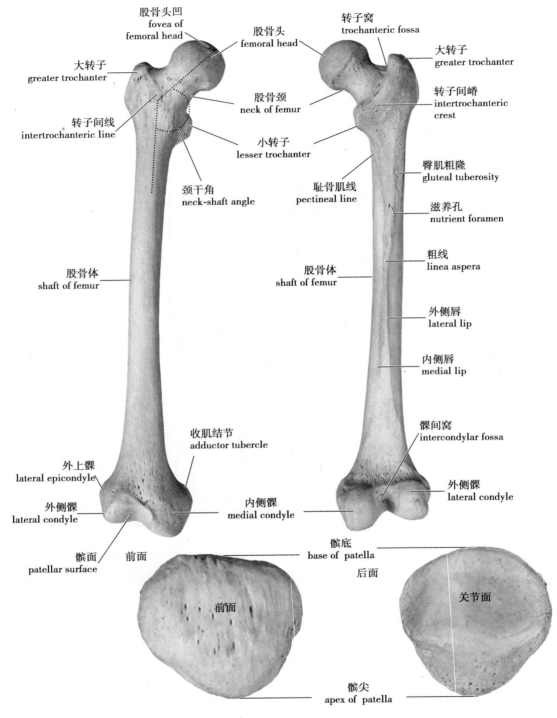

图 8-20 股骨与髌骨 femur and patella

- 颈干角：股骨颈与股骨体之间的角，约 127°。股骨长约为身高的四分之一。
- 髌骨：体内最大的籽骨，位于髌韧带中，参与构成膝关节。

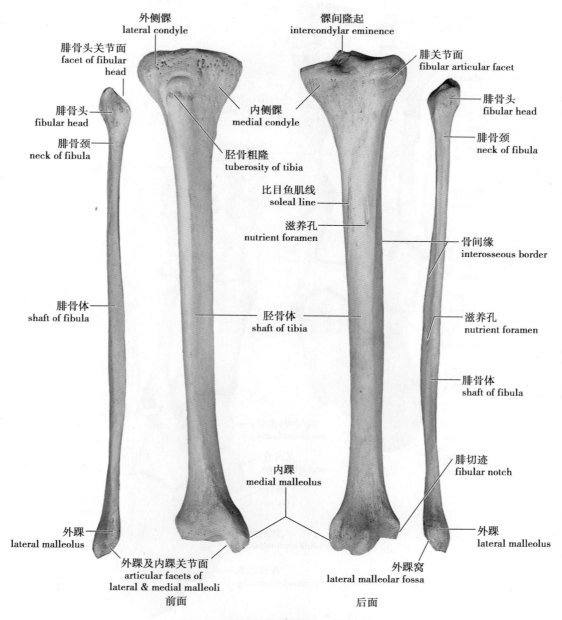

图 8-21　胫骨与腓骨 tibia and fibula

- 胫骨:前内侧面位于皮下,全长可被触及。骨折时易成开放性骨折。
- 腓骨:上端与胫骨形成关节,但不参与膝关节的形成;下端由韧带与胫骨相连,参与构成踝关节。胫骨骨折常累及腓骨。

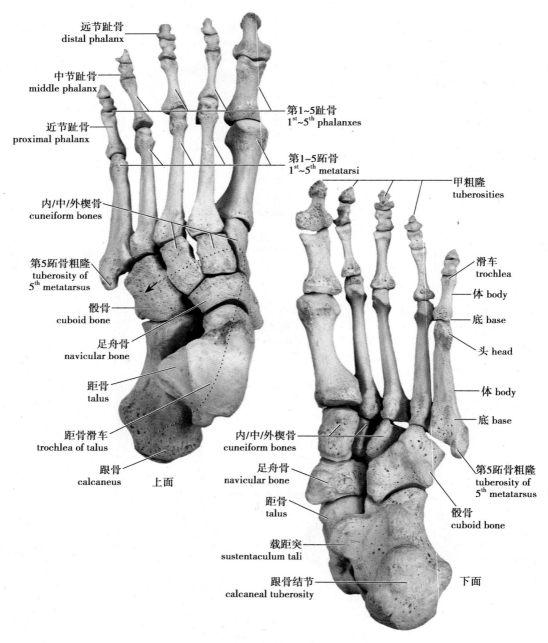

图 8-22　足骨 bones of foot

- 跗骨:共 7 块,属短骨。从后向前、从内向外为:跟、距、舟、内、中、外楔、骰。
- 跖骨:共 5 块,属小型长骨。与手的掌骨类同。第五跖骨粗隆易发生骨折。
- 趾骨:共 14 块,姆指为两节趾骨,第 2 ~ 5 趾各为 3 节趾骨。

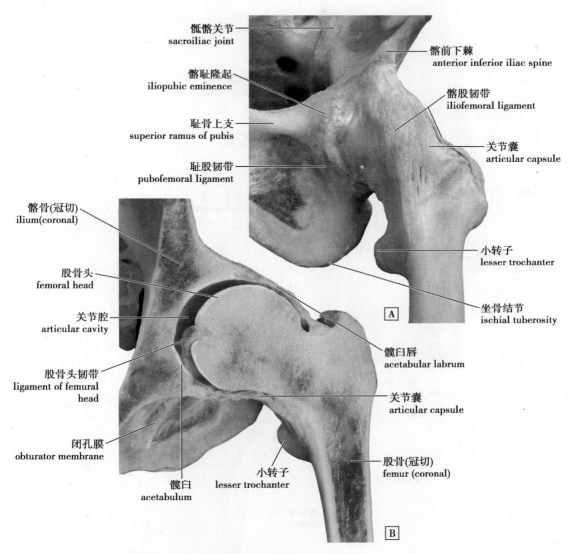

骶髂关节
sacroiliac joint

髂前下棘
anterior inferior iliac spine

髂耻隆起
iliopubic eminence

髂股韧带
iliofemoral ligament

耻骨上支
superior ramus of pubis

关节囊
articular capsule

耻股韧带
pubofemoral ligament

小转子
lesser trochanter

坐骨结节
ischial tuberosity

A

髂骨(冠切)
ilium(coronal)

股骨头
femoral head

关节腔
articular cavity

髋臼唇
acetabular labrum

股骨头韧带
ligament of femoral head

关节囊
articular capsule

闭孔膜
obturator membrane

股骨(冠切)
femur (coronal)

髋臼
acetabulum

小转子
lesser trochanter

B

图 8-23　髋关节 hip joint

- 髋关节:由髋臼和股骨头构成。关节囊后上部薄弱,股骨头脱位常脱向后上。
- 特点:髋臼窝周缘有髋臼唇使髋臼加深;关节囊的前面包绕股骨颈,后面包绕股骨颈的内 2/3;关节囊内有股骨头韧带,囊外有髂股、耻股、坐骨韧带和轮匝带加强关节囊。
- A 图:完整髋关节前面;B 图:髋关节冠状断面。

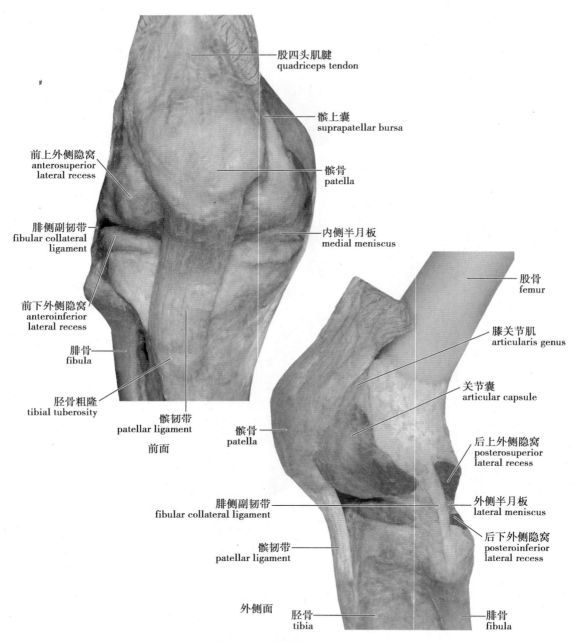

图 8-24　膝关节 knee joint

- 膝关节：由股骨下端、胫骨上端和髌骨构成，是体内最大最复杂的关节。
- 特点：关节囊内，股骨与胫骨之间有内、外侧半月板；前、后交叉韧带。囊外有胫侧、腓侧副韧带加强。
- 髌韧带：股四头肌腱的延续，包绕着髌骨止于胫骨粗隆。

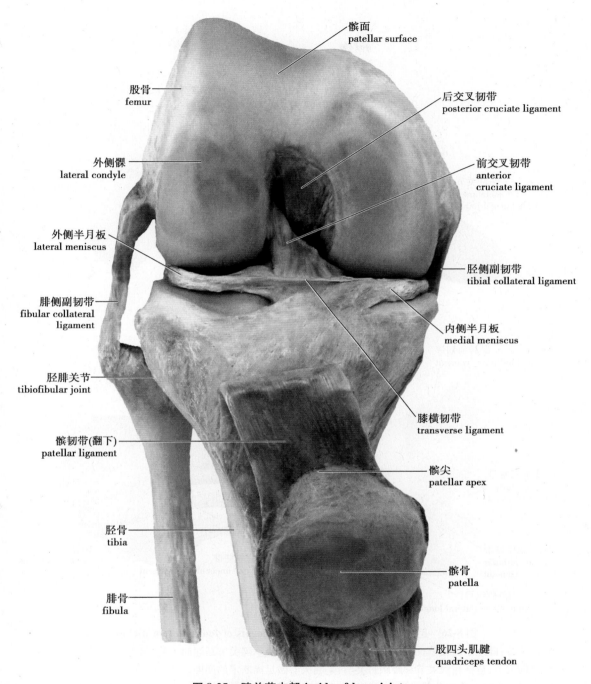

髌面
patellar surface

股骨
femur

后交叉韧带
posterior cruciate ligament

外侧髁
lateral condyle

前交叉韧带
anterior
cruciate ligament

外侧半月板
lateral meniscus

胫侧副韧带
tibial collateral ligament

腓侧副韧带
fibular collateral
ligament

内侧半月板
medial meniscus

胫腓关节
tibiofibular joint

膝横韧带
transverse ligament

髌韧带(翻下)
patellar ligament

髌尖
patellar apex

胫骨
tibia

髌骨
patella

腓骨
fibula

股四头肌腱
quadriceps tendon

图 8-25　膝关节内部 inside of knee joint

- 半月板：为纤维软骨。内侧半月板呈 C 形、外侧呈 O 形。前缘有膝横韧带连接。
- 交叉韧带：前交叉韧带连于髁间隆起的前端与股骨髁间窝的外侧壁；后交叉韧带连于髁间隆起的后端与股骨髁间窝的内侧壁。
- 侧副韧带：胫侧副韧带呈倒扇形，与关节囊紧密愈合；腓侧副韧带为独立纤维束。

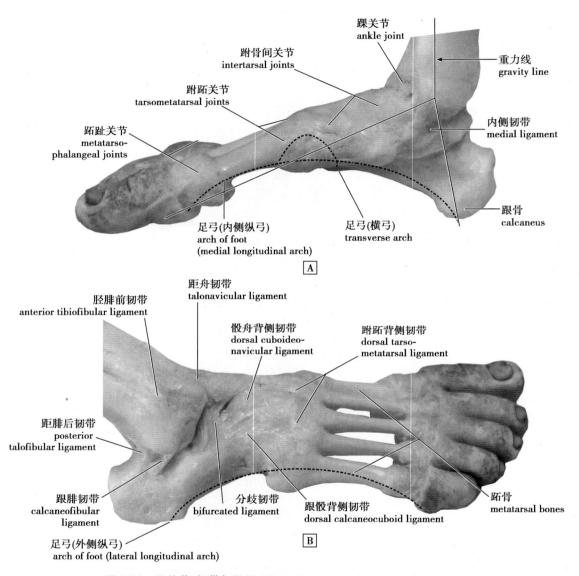

图 8-26 足关节、韧带与足弓 joints，ligaments of foot and foot arches

- 踝关节：即距小腿关节，由胫腓骨下端与距骨滑车构成。踝关节跖屈时不稳，易损伤外侧副韧带。
- 跗横关节：包括跟骰关节和距跟舟关节，是临床上做足离断术的间隙。
- 足弓：由跗骨、跖骨及其连结与足的韧带和肌腱共同形成的弓形结构。分为纵弓（内侧纵弓，A 图和外侧纵弓，B 图）和横弓。是保护足底神经血管、提供行走弹性的重要装置。

主要参考文献

1. 刘树伟,李瑞锡.局部解剖学.第8版.北京:人民卫生出版社,2013
2. 张绍祥,张雅芳.局部解剖学.第3版.北京:人民卫生出版社,2015
3. 彭裕文.局部解剖学.第7版.北京:人民卫生出版社,2008
4. 刘树伟.断层解剖学.第2版.北京:高等教育出版社,2011
5. 左焕琛.主译.Grant解剖学图谱.第12版.上海科学技术出版社,2011
6. Frabk H. Netter. Atlas of Human Anatomy. 2nd ed. 北京:人民卫生出版社,2002
7. Keith L. Moore. Clinically Oriented Anatomy. 4th ed. New York: Lippincott Williams & Wilkins, 1999
8. 寺田春水.解剖実習の手びき.第9版.东京:南山堂株式会社,1990